甘肃中医药建设丛书

甘肃省卫生和计划生育委员会 编

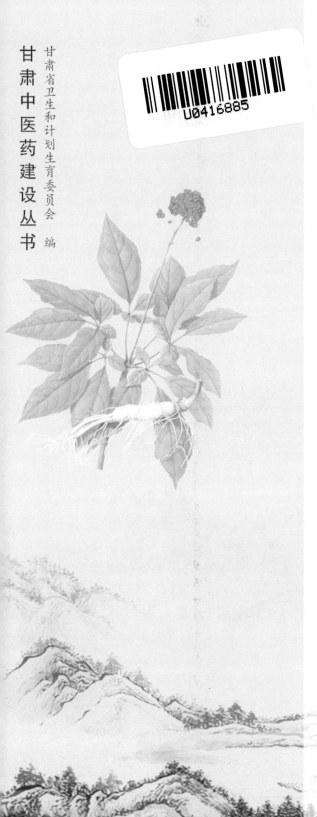

甘肃民间单验方

第二辑

甘肃科学技术出版社

图书在版编目(CIP)数据

甘肃民间单验方.第二辑/甘肃省卫生和计划生育委员会编. -- 兰州：甘肃科学技术出版社,2016.4（2021.8重印）
（甘肃中医药建设丛书）
ISBN 978-7-5424-2320-7

Ⅰ.①甘… Ⅱ.①甘… Ⅲ.①单方（中药）－汇编 ②验方－汇编 Ⅳ.①R289.5

中国版本图书馆CIP数据核字(2016)第086519号

甘肃民间单验方（第二辑）
甘肃省卫生和计划生育委员会　编

责任编辑　陈学祥
封面设计　黄　伟

出　版	甘肃科学技术出版社
社　址	兰州市读者大道568号　730030
网　址	www.gskejipress.com
电　话	0931-8125103（编辑部）　0931-8773237（发行部）
京东官方旗舰店	https://mall.jd.com/index-655807.html
发　行	甘肃科学技术出版社　印　刷　三河市华东印刷有限公司
开　本	710毫米×1020毫米 1/16　印张 12 插页 1 字数 230千
版　次	2016年5月第1版
印　次	2021年8月第2次印刷
印　数	2001~2750
书　号	ISBN 978-7-5424-2320-7　定　价　49.00元

图书若有破损、缺页可随时与本社联系：0931-8773237
本书所有内容经作者同意授权，并许可使用。
未经同意，不得以任何形式复制转载

"甘肃中医药建设丛书"

编纂委员会

主 任 委 员：刘维忠
副主任委员：李存文　郭玉芬
　　　　　　尚裕良　杨陇军
　　　　　　王晓明　蒋新贵
　　　　　　金中杰　甘培尚
　　　　　　吉西平　彭长城
　　　　　　黄培武

甘肃民间单验方

第二辑

编 委 会

合水县卫生局　　西峰区卫生局

正宁县卫生局　　华池县卫生局

环　县卫生局　　宁　县卫生局

庆城县卫生局　　镇原县卫生局

华亭县卫生局　　泾川县卫生局

灵台县卫生局　　庄浪县卫生局

目 录

合水县 /1
  内科部分 /1
  外科部分 /4
  妇科部分 /6
  儿科部分 /6
  五官科部分 /8
  皮肤科部分 /8
  传染科部分 /10
  其他部分 /11
西峰区 /12
正宁县 /14
华池县 /18
  内科部分 /18
  外科部分 /25
  妇科部分 /25
  儿科部分 /26
  男科部分 /27
  五官科部分 /28
  皮肤科部分 /29
环县 /31
  内科部分 /31
    一、胃、肠疾病 /31
    二、呼吸疾病 /32
    三、泌尿系统疾病 /32
    四、感冒及其他疾病 /33
  外科部分 /34
    一、风湿、类风湿疾病 /34
    二、烫、烧伤疾病 /34
    三、其他疾病 /35
  妇科部分 /36
  儿科部分 /37
  五官科部分 /38
  皮肤科部分 /39
    一、皮炎、疱疹、湿疹 /39
    二、荨麻疹 /40
    三、扁平疣 /40
    四、疔、肿、疖、毒 /41
    五、手足汗及其他 /41
宁县 /43
庆城县 /59
  内科部分 /59
    一、胃炎、胃溃疡 /59
    二、肝炎、肝硬化、腹水 /62
    三、胆囊炎、胆结石 /64
    四、肾炎、肾结石 /66
    五、肠炎、便秘 /67
    六、失眠、头痛 /68
    七、眩晕 /70

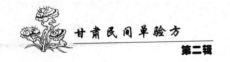

八、感冒、疫毒	/71	三、皮炎	/89
九、血液病	/73	四、荨麻疹	/90
十、糖尿病	/73	五、扁平疣	/90
十一、气管炎、肺气肿	/74	六、病毒性疖	/91
十二、风湿病	/75	七、手足汗	/91
十三、高血压病	/75	传染科部分	/91
十四、心血管病	/76	肿瘤科部分	/92
十五、其他	/77	**镇原县**	/93
骨伤、外科部分	/79	**华亭县**	/114
一、骨伤	/79	内科部分	/114
二、骨质增生	/81	外科部分	/121
三、乳腺病	/81	五官科部分	/122
妇科部分	/82	皮肤性病科部分	/124
儿科部分	/84	儿科部分	/125
五官科部分	/86	妇科部分	/126
一、鼻部疾病	/86	食疗养生部分	/147
二、口腔疾病	/87	**泾川县**	/130
三、咽部疾病	/88	**灵台县**	/151
皮肤科部分	/88	上篇	/151
一、美容	/88	下篇	/154
二、疱疹	/89	**庄浪县**	/163

合 水 县

内科部分

1.腹痛经验方（李维忠）

【方剂】川牛膝 50g,木瓜 50g,白酒 500ml。

【功效】化湿和胃。

【主治】腹痛。

【用法】川牛膝木瓜浸泡于 500ml 白酒中,7 天后便可饮用,每晚睡前用 1 次,胃溃疡、外科急腹症者禁用。

【典型病例】范晓明,女,45 岁,因急性坏死性肠炎曾三次腹部手术,手术后肠粘连,经常腹痛、腹胀,甚则出现肠梗阻,反复发作,经饮用牛膝木瓜酒后上述症状消失恢复健康。

附:李维忠,男,汉族,1954 年生,中医内科主治医师,政协合水县委副主席,合水县中医医院副院长。

2.变通十枣汤（杨春晓）

【方剂】牵牛子 10g,大枣 30 枚。

【功效】利水消肿。

【主治】肝硬化腹水病水饮互结证。

【用法】牵牛子与大枣同煎 20 分钟,去渣汁,留用大枣,每次食用大枣 10 枚。

【典型病例】丑治伟,男 63 岁,肝硬化腹水 3 年,经此方服用 3 剂后,水缓解。

附:杨春晓,男,汉族,1965 年出生,中医内科主治医师,合水县中医医院纪检组长。

3.便秘经验方（徐兵）

【方剂】党参 20g,白术 30g,炒麦芽 30g,枳壳 20g,郁李仁 30g,槟榔 10g,肉苁蓉 30~60g。

【功效】润肠通便,消积导滞。

【主治】习惯性便秘(气虚型)。

【用法】水煎服,每日 1 剂,分两次服。

【典型病例】患者吕某,男,35 岁,大便秘结,排便不畅 3 年余,常赖泻药,伴胃脘胀满,食后尤甚,舌胖大,苔白腻,脉沉。以本方加减治疗,调服1月余,大便通畅,诸症消失。

附:徐兵,男,汉族,1981年出生,合水县何家畔中心卫生院中医师。

4.外感咳嗽经验方（魏继彬）

【方剂】白部10g,白前10g,荆芥10g,生姜10g,炙甘草6g。

【功效】疏风解表,止咳化痰。

【主治】咳嗽风邪犯肺型。

【用法】每日1剂,水煎分两次服。

【典型病例】唐岩,咳嗽3天,伴发热恶寒,无咽痛,舌淡苔薄白,脉浮紧,本方服用3剂即愈。

附:魏继彬,男,汉族,1965年出生,普外科主治医师,合水县中医医院外科主任。

5.沏泡香薷茶（李维忠）

【方剂】香薷30g,茶叶10g。

【功效】发汗解表,和中化湿。

【主治】感冒暑湿型。

【用法】用开水约400ml冲泡,加盖焖焗待温度将至30℃以下时倒出服之,药渣再加水200ml切泡1次。

【典型病例】贾小军,男41岁,因夏天在田间劳动,大汗淋漓,感头晕乏力用此茶沏服疗效佳。

6.头痛经验方（郭孔杰）

【方剂】麻黄去末10g,桂枝10g,甘草6g,川芎24g,白芍10g,葛根10g,蔓荆子10g。

【功效】解表祛风,散寒止痛。

【主治】头痛连及项背,恶风畏寒,兼治神经性头痛。

【用法】每日1剂,水煎分两次服。

【典型病例】马××,男,36岁,头痛三年余,头痛连及项背,恶风畏寒用此方两月后头痛缓解。

附:郭孔杰,男,汉族,1941年出生,乡村明中医,合水县西华池镇严沟圈村卫生室负责人。

7.止汗散（孙海涛）

【方剂】仙鹤草60g,大枣30g。

【功效】益气固表,收敛止汗。

【主治】虚汗。

【用法】研末细末,每次10g,每日2次,连服一月。

【典型病例】李宗盛,男,65岁。主因自汗盗汗10余年,曾多处求治,效果不佳,服用此散剂1月后痊愈,随访未复发。

附:孙海涛,执业医师,老城中心卫生院工作。

8.桑葚黑豆汤（杨春晓）

【方剂】桑葚子15g,黑豆12g。

【功效】滋阴补血,生津益气。

【主治】眩晕血虚型。

【用法】两味药煎服取汁100ml,每次口服50ml,每日2次。

【典型病例】张红,女,48岁,经常反复头晕,经来时或劳累后更甚,经口服此方5剂后缓解。

附:杨春晓,男,汉族,1965年出生,中医内科主治医师,合水县中医医院纪检组长。

9.黑桃保眼散(陈宝林)

【方剂】核桃仁、黑芝麻等份。

【功效】补肾填髓,益气健脑。

【主治】顽固性失眠(肾虚型)。

【用法】二药碳炒,以黑芝麻爆裂为度,研末冲服,每次9g,一日2次。

【典型病例】蔺生荣,男,70岁,患失眠症多年,服用上方一周后可进入睡眠。

附:陈宝林,男,汉族,1978年7月出生,中医内科主治医师,合水县中医医院医务科长。

10.口眼歪斜针刺法(刘斌)

【方剂】主刺颊车透地仓(健侧)、地仓透承浆(健侧),配合曲池、合谷两穴,患侧承浆透地仓、地仓透颊车。

【功效】疏风散邪,祛瘀扶正,舒筋活络。

【主治】中风、中经络型。

【用法】初刺单刺病侧,病久可左右均刺,健侧用泻法,患侧用补法。

【典型病例】刘志义,男,47岁,口眼歪斜一周后,门诊针刺治疗一周后症状痊愈,随访10年无复发。

附:刘斌,男,汉族,1970年出生,中医内科主治医师,合水县中医医院副院长。

11.治高血压药枕(杨博涛)

【方剂】薄荷10g,野菊花10g,青木香10g,生石膏10g,白芍10g,川芎10g,淡竹叶15g,冬桑叶15g,蔓荆子15g,磁石5g,蚕砂各5g。

【功效】理气和血,平肝熄风。

【主治】高血压。

【用法】以上药物装袋做成枕头使用,每日使用时间不短于6小时,3个月为1疗程。

【典型病例】患者男,52岁,高血压病史10余年,曾多方面治疗,效果不佳。用高血压枕后,血压逐渐恢复正常。

附:杨博涛,男,汉族,1979年生,合水县中医医院中医师。

12.痛风汤(陈宝林)

【方剂】山萸15g,女贞子15g,菟丝子15g,防己10g,忍冬藤10g,黄柏10g,海桐皮30g,桑皮30g,豨莶草30g,生石膏30g。

【功效】清热利湿。

【主治】痛风。

【用法】每日1剂,水煎分两次服。

【典型病例】段怀荣,男,70岁,右

足𧿹趾趾掌关节红肿热痛，血尿酸 475μmol/L。服用本方 5 剂，诸症皆消连服 20 剂，随访 3 年未复发。

13.九白镇痛汤（王建波）

【方剂】白菊花 20g，白芍 10g，白芷 10g，白芥子 6g，白附子 3g，白僵蚕 5g，白蒺藜 6g，白术 10g，葱白 5g，葛根 10g，炙乳没各 3g，甘草 6g。

【功效】祛风通络，柔肝止痛。

【主治】风湿性头痛、偏头痛。

【用法】每日 1 剂，水煎分两次服。

【典型病例】张某，男，50 岁，顽固性头重痛 2 个月；服用本方剂 5 剂，症状明显改善。

附：王建波，男，汉族，1970 年生，内科主治医师，合水县固城卫生院院长。

14.加减散偏汤（秦永峰）

【方剂】蜈蚣 2 条，全虫 6g，细辛 3g。

【功效】搜风通络，镇痉止痛。

【主治】偏头痛。

【用法】每日 1 剂，水煎分两次服。

【典型病例】林某，女，65 岁。头痛 3 月，服本方 5 剂，病缓。

附：秦永峰，男，汉族，1974 年生，中西医结合内科主治医师，合水县店子乡卫生院中西医结合内科主治医师。

外科部分

15.急性腰扭伤经验方（张永红）

【选穴】手背部腰腿疼穴。

【功效】活血化瘀，行气止痛。

【主治】急性腰扭伤。

【用法】选对侧手背部腰腿疼穴强刺激。

【典型病例】张某，女，48 岁。劳动过程中突然腰痛，不能直立，经针刺治疗后活动自如。

附：张永红，男，汉族，1967 年生，中医师，合水县板桥乡板桥村卫生室负责人。

16.肩周炎经验方（徐兵）

【方剂】片姜黄 12g，防风 6g，桑枝 10g，白芷 10g，细辛 3g，香附 10g，当归 20g，鸡血藤 30g，生甘草 6g。

【功效】祛风散寒，通络止痛。

【主治】上肢痹证（肩周炎）。

【用法】水煎分两次服，一日 1 剂，7 剂为 1 疗程。

【典型病例】刘爱花，女，53 岁，素有肩关节疼痛病史。近来有肩酸痛不适，逐渐加重，以致抬举不利，舌苔薄白，脉细。服本方 7 剂后，疼痛缓解。再服 7 剂后，疼痛消失，活动灵活。

17.肿痛经验方（陈兆赟）

【方剂】当归12g,川芎12g,桃仁10g,红花10g,元胡10g,苏木10g,灵仙12g,细辛10g,白芷10g,樟脑10g。

【功效】益气活血,化瘀止痛。

【主治】跌打损伤无名肿痛风湿痹痛证。

【用法】用75%酒精浸泡数天后涂擦患处。

【典型病例】患者王怀俊,男,67岁。四肢关节肿胀、僵硬变形、麻木疼痛10余年,舌淡白,脉沉滑,使用本方数天后,关节肿胀疼痛减轻,活动相对自如。

附：陈兆赟,男,汉族,1971年生,老城镇水沟村卫生所中医师。

18.风湿痹痛经验方（陈兆赟）

【方剂】老鹳草30g,桂枝50g,桑枝20g,五加皮20g,独活20g。

【功效】祛风除湿,舒筋通络止痛。

【主治】风湿痹痛,关节肿痛肢体麻木。

【用法】以白酒适量浸泡,每日服2次,每次一小杯。

【典型病例】患者王生儒,男,72岁。关节疼痛麻木、活动艰难,舌淡白,脉沉细。服用本方数周后,关节疼痛减轻活动尚可。

19.小蓟止血疗法（刘建平）

【方剂】小蓟适量。

【功效】凉血止血。

【主治】适用于锐器所致胡小伤口,有伤口且出血者。

【用法】取适量新鲜小蓟研成糊状,涂于伤口处包扎。

附：刘建平,男,汉族,1966年生,普外科副主任医师,合水县中医医院副院长。

20.蜘蛛网止血疗法（刘建平）

【方剂】蜘蛛网。

【功效】收敛止血。

【主治】适用于小切口,无需缝合,包扎7天即可。

【用法】取蜘蛛网适量贴于伤口处包扎。

21.痔疮经验方（王秉洋）

【方剂】五倍子20g,朴硝（先煎）30g,桑寄生30g,莲房30g,荆芥30g。

【功效】消肿止痛,收敛止血。

【主治】痔疮湿热下注型。

【用法】每日1剂,水煎分两次服。

【典型病例】黄雪宁,服用20剂,症状消失；马金山,服用40剂,症状消失。

附：王秉洋,男,汉族,1985年生,合水县中医医院中医师。

妇科部分

22.血崩经验方（唐志荣）

【方剂】锅墨子(农村烧柴火锅底刮取)30g,翻白草50g。

【功效】收敛止血。

【主治】崩漏症,尤适用于久漏、气血两虚症。

【用法】锅墨子用开水化开,翻白草50g水煎取100ml,乘热加入前药,搅匀后服下,一日2~3次。

【典型病例】黄雪宁,女,38岁,崩漏一月余,困乏无力,面色㿠白,气短懒言,睡眠不佳,服本方10剂血止,症状改善；又服10剂,痊愈。

附：唐志荣,男,汉族,1957年生,合水县中医医院中医内科副主任医师。

23.乳痈经验方（杨博涛）

【方剂】土豆1个。

【功效】清热解毒,消肿散结。

【主治】乳痈。

【用法】新鲜土豆1个洗净(要选用无斑点的),外用敷疗。

【典型病例】刘丽,女,46岁,右乳房红肿热痛,经用青霉素等抗菌治疗20余日无效,用土豆外敷疗效佳。

附：杨博涛,男,汉族,1979年生,合水县中医医院中医师。

24.红薯狗肉汤（杨博涛）

【方剂】红薯250g,新鲜狗肉250g。

【功效】健脾和胃,化瘀通乳。

【主治】乳汁不下。

【用法】先将红薯用清水洗净,勿破红皮,于新鲜狗肉煮烂盛盆内任意服饮。

【典型病例】周小花,女,26岁,农民患者平时体弱,营养缺乏,初产即乳水不下,多方医治无效。此方服用后,6日乳通。乳源充足。

儿科部分

25.急惊风经验方（唐和平）

【方剂】生石膏50g,代赭石25g,朱砂2~3g。

【功效】清热镇惊,豁痰熄风。

【主治】小儿急惊风。

【用法】共为极细末备用。每次1g,白开水或乳汁冲服,一日2次。

【典型病例】陈小明,男,3岁。饮食之后哭叫不休,呼气气粗,喉间痰鸣,腹部胀满,舌苔黄厚滑腻,脉滑实。服用后症状减轻。

附：唐和平,男,汉族,1965年

生,内科主治医师,合水县中医医院内儿科主任。

26.小儿呕吐经验方(韩红娟)

【方剂】甘蔗汁1杯,白萝卜汁1小勺。

【功效】滋阴清热。

【主治】小儿呕吐。

【用法】将甘蔗白萝卜取汁口服。

【典型病例】徐某,女,10岁。恶心呕吐10余日,呕吐不消化食物,小便清长,舌质淡,脉沉细无力,经上述治疗,效果佳。

附:韩红娟,女,汉族,1987年生,合水县中医医院中西医结合医师。

27.小儿支气管哮喘经验方(豆继泽)

【方剂】干地龙粉每次3g。

【功效】清热化痰,平喘。

【主治】儿科支气管哮喘病,热性哮喘证。

【用法】干地龙粉每次3g,装胶囊内开水吞服。

【典型病例】王××,男,5岁。咳嗽3天,气短,喉中哮鸣,烦躁,口渴喜饮,舌质红,脉弦滑,苔薄黄,用此方治疗5天后,症状缓解。

附:豆继泽,男,汉族,1981年生,合水县中医医院中医师。

28.鹅口疮经验方(李敏)

【方剂】冬青树叶。

【功效】泻火解毒,凉血利咽。

【主治】鹅口疮。

【用法】取几片含在口中轻轻咀嚼,不能嚼烂,含20~30分钟后,吐掉,一日3~4次。

【典型病例】幼儿,2岁,口疮一周;低热37.4℃,饮食差,口水多,大便干燥3日。苔白脉数。用上述给予治疗后,痊愈。

附:李敏,男,汉族,1985年生,合水县中医医院中西医结合医师。

29.百日咳汤经验方(封明)

【方剂】百部30g,白前30g,前胡30g,桑皮30g,蜂蜜50g。

【功能】润肺止咳。

【主治】内、儿科各种顽固性咳喘。

【用法】百部、白前、前胡、桑皮水煎两次,蜂蜜兑入两次煎的药液中,分6次服。每日2次。

【典型病例】王雪,女,6岁。咳嗽气喘1月余,加重3天,体温37℃,脉搏82次/分,呼吸22次/分,呼吸音粗糙,双肺可闻及喘鸣,心律齐无杂音,诊为小儿百日咳。经服用此方3天后痊愈。

附:封明,男,汉族,1954年生,中专学历,西内主治医师,现在合水县老城镇卫生院工作。

30.小儿咳喘经验方（张永红）

【方剂】沙参 30g,川贝 15g。

【功效】清热化痰,行气平喘。

【主治】小儿咳喘。

【用法】上药研末,分 6 等份,加冰糖 50g,隔水蒸,每次 1 份,一日 2 次。

【典型病例】张某,女,3 岁,咳嗽气喘 18 天,经抗菌治疗未见明显疗效,服上方 3 剂后恢复正常。

附：张永红,男,汉族,1967 年生,中医师,合水县板桥乡板桥村卫生室负责人。

五官科部分

31.鼻窦炎经验方（秦永峰）

【方剂】牛黄 0.5g,麝香 0.5g,菊花心 1.5g,雄黄 1.5g,鹅不食草 15g,冰片少许,旱莲草 10g,生地榆 30g,山楂 6g。

【功效】开窍醒神,活血散结。

【主治】头痛、鼻塞、鼻流黄绿色脓涕,类似现代医学的鼻窦炎。

【用法】将鹅不食草、菊花心轧成极细面,然后用乳钵将群药研细调匀,装入瓷瓶封严备用,取药少许吹入鼻腔内。

【典型病例】胡××,男,40 岁,农民。鼻塞流黄涕已 10 余年,诊为鼻窦炎。曾手术治疗多次,但每次手术后仅能缓解数月,后竟至术后不能缓解。遂找中医治疗,曾服用苍耳子散加味多剂不显。我改用本方后,效果满意,用药后鼻气通,脓涕清,头痛亦除。

附：秦永峰,男,汉族,1974 年生,合水县店子乡卫生院中西医结合内科主治医师。

32.慢性化脓性中耳炎经验方（马登辉）

【方剂】黄连 15g,防风 15g。

【功效】解表祛风,清热除湿。

【主治】慢性化脓性中耳炎。

【用法】黄连 15g、防风 15g,加水 1000ml,煎沸后留药液 200ml 存入瓶内,每天耳内滴 2~4 滴,连用 10 次。

【典型病例】患者男,15 岁,耳道流脓 1 周,疼痛伴听力下降,服各种消炎药无效,用此方一周后,症状减轻,耳道分泌物减少,服用 3 周后症状消失。

附:马登辉,男,汉族,1951 年生,合水县中医医院眼耳鼻咽喉科主治医师。

皮肤科部分

33.手脱皮病经验方（王峰）

【方剂】柏叶 15g,白矾 15g。

【功效】祛风渗湿,杀虫止痒。

【主治】手脱皮病。

【用法】捣粉为末涂于患处。

【典型病例】患者女,36岁,左手大面积脱皮2个月,疼痛瘙痒来就诊,经服此方两个疗程,脱皮症状明显减轻。无疼痛瘙痒感。

附:王峰,男,汉族,1978年生,合水县段家集中心卫生院临床医师。

34.人参败毒散加减方(栗波)

【方剂】荆芥穗6g,防风9g,独活6g,羌活6g,柴胡6g,前胡6g,枳壳6g,川芎6g,桔梗9g,赤苓6g,人参9g,甘草3g。

【功效】清热解毒,疏风解表。

【主治】局限性瘙痒、荨麻疹及各种疮疡。

【用法】每日1剂,水煎分两次服。

【加减】疮红加黄连3g;湿毒甚加金银花9g,连翘6g,牵牛子9g。

【典型病例】高某,女,47岁,皮肤瘙痒3月,服本方7剂,缓解。

附:栗波,男,汉族,1962年生,乡村医生,合水县吉岘乡吉岘村卫生室负责人。

35.扁平疣经验方(刘国荣)

【方剂】板蓝根30g,木贼30g,香附子30g。

【功效】清热解毒。

【主治】扁平疣。

【用法】水煎外涂。

【典型病例】王兴富,男,39岁,使用本方一周症状明显减轻,治疗效果明显。

附:刘国荣,男,汉族,1965年生,乡村执业医师,合水县西华池镇华市行政村卫生所负责人。

36.石膏浮萍汤(李维忠)

【方剂】石膏20g,浮萍15g。

【功效】疏风清热,祛风止痒。

【主治】扁平疣。

【用法】每日1剂,放入井水煎取500ml煎服,分两次服。

【典型病例】刘宁宁,女,21岁,学生,颏部、前额手背肘部等处满布粟粒大的扁平状丘疹,淡褐色,表面平滑,有瘙痒感,小便黄,舌质红,苔黄厚腻,脉缓。以此方投入疗效佳。

37.玉容散(唐志荣)

【方剂】白僵蚕、白附子、白芷、山茶各9g,石膏15g,滑石15g,白丁香5g,硼砂9g。

【功效】疏肝熄风,凉血化瘀。

【主治】雀斑。

【用法】每晚临睡时以少许药水擦面部。

【典型病例】患者女,28岁,黑色素

点满面,用此方2月后,颜面白净。

附:唐志荣,男,汉族,1957年生,合水县中医医院中医内科副主任医师。

传染科部分

38.蛲虫病经验方(徐兵)

【方剂】百部30g,苦楝皮35g,乌梅10g。

【功效】蛲虫病。

【主治】清热燥湿,杀虫止痒。

【用法】加水400ml,煎至200ml,临睡前保留灌肠,连用3天。

【典型病例】患儿薛康康,男,5岁,近日夜间哭闹不安,肛门瘙痒难忍,观察见肛门处有多条小线虫,肛门红肿,诊断为蛲虫病,用本方治疗3天后,症状消失。

39.生姜红糖饮(陈宝林)

【方剂】生姜、红糖适量。

【功效】温中散寒,缓急止痛。

【主治】虚寒性腹痛。

【用法】每日1剂,水煎分两次服。

【典型病例】王茹,女,18岁,经来腹痛,手足冰凉,小腹冰,舌淡苔薄白,脉细紧。用本方一剂痛止。

附:陈宝林,男,汉族,1978年生,中医内科主治医师,合水县中医医院医务科长。

40.双黄煎(李维忠)

【方剂】黄连10g,黄柏10g,马柏10g,元明粉5g。

【功效】清热解毒,燥湿泻火。

【主治】口疮热毒型。

【用法】将黄连、黄柏、马柏水煮两次滤渣混合,元明粉入药汁内,溶化备用,每以上要漱口,每次含漱一分钟,一日10次左右。

【典型病例】王军军,男,21岁。外感发烧后,口腔黏膜及舌苔出现绿豆或米粒大小溃疡近10处,火欣热作痛,舌质红脉细数,用药11周好转。

41.赤小豆乳膏(唐志荣)

【方剂】赤小豆,鸡蛋清。

【功效】凉血止血,清热解毒。

【主治】丹毒(多见于腿部)。

【用法】赤小豆研粉,鸡蛋清调匀,敷患处,干后再换,一日3~4次。

【典型病例】患儿男,2岁,右小腿内侧皮肤色红无突起及疹块,用此法后,一周症状消失。

其他部分

42.失音症经验方（徐兵）

【方剂】炙麻黄4g,玉蝴蝶4对,蝉衣10g。

【功效】开音利咽。

【主治】失音症。

【用法】一日1剂,水煎分两次服,5剂为1疗程。

【典型病例】王芳,女,30岁,教师。因讲课时间过长,出现声音嘶哑,甚至失音,输液治疗无效,口服本方3剂后,可发出声音;再服5剂后,完全恢复。

43.淋证经验方（徐兵）

【方剂】金银花30g,连翘30g,白茅根30g,黄芩10g,车前草20g,甘草6g,生地30g,竹叶6g。

【功效】清热利水通淋。

【主治】热淋。

【用法】每日1剂,水煎分两次服。

【典型病例】王平平,男,30岁,小便频急断涩5天,色黄赤灼痛,小腹坠胀,口干苦,大便秘结,舌质红,苔黄腻,脉数。服本方5剂后,痊愈。

44.老少白发经验方（封明）

【方剂】首乌24g,黑芝麻20g,黑豆30g。

【功效】滋补肾阴,凉血乌发。

【主治】各种老少白发。

【用法】每日1剂,水煎两次,分三次服。

【典型病例】赵永涛,男,汉族,30岁。因白发伴头晕腰痛12年,查颜面萎黄不华,满头白发,脉滑数,诊断为"肾阴虚白发"。服用此方一个月后,白发明显减少,一年后痊愈。

附：封明,男,汉族,1954年生,中专学历,西内主治医师,现在合水县老城镇卫生院工作。

西 峰 区

1.腮腺炎经验方1（何静川）

【方剂】鲜蒲公英 30~60g，白糖 30g。

【功效】清热解毒、散结消肿。

【主治】腮腺炎。

【用法】将鲜蒲公英洗净和白糖同放药罐内，加水 300~400ml，文火煎开后再维持 15 分钟左右，用净纱布滤过，取药液分早晚 2 次服。

附：何静川，男，1977 年生，中医执业医师，什社中心卫生院副院长。

2.腮腺炎经验方2（何静川）

【方剂】鲜侧柏叶 250g，鸡蛋清 1 个。

【功效】清热解毒、散结消肿。

【主治】腮腺炎。

【用法】上药捣烂如泥，加入鸡蛋清调匀摊于纱布上，贴于患儿肿胀部位，每天更换 1~2 次。

3.水痘经验方（张强）

【方剂】金银花、连翘、车前子、六一散各 10g，紫花地丁 15g。

【功效】清热解毒利湿。

【主治】水痘。

【用法】上药纱布包裹，头煎药液 50~100ml，分 2~3 次服；二煎外洗患部。

附：张强，男，1973 年生，执业医师，肖金中心卫生院业务副院长。

4.婴幼儿便秘经验方（张强）

【方剂】胖大海 3 枚。

【功效】润肠通便。

【主治】婴幼儿便秘。

【用法】上药放在茶杯或碗里，沸水约 150ml 冲泡 15 分钟，少量分次频频饮服。

5.胆囊炎经验方（杨丕清）

【方剂】红小豆 500g，威灵仙、香附各 100g，生大黄 50g，鲜猪胆 8 个。

【功效】清利肝胆，疏肝行气。

【主治】胆囊炎。

【用法】鲜猪胆取汁置盆中，加红小豆搅拌均匀，加凉水 500ml 浸泡 24 小时，然后放入铝锅内文火煮至水干，以豆熟不开花为好。把煮好的红小豆晒干或烘干，与上3味药混合，碾末过筛，装瓶封好备用，每天服2次，每次10g。饭前温开水送服。忌食辛辣。

附：杨丕清，男，1960年生，中医执业医师，彭原卫生院副院长。

6.脑萎缩经验方（杨丕清）

【方剂】紫河车10g，龙眼肉10g，石菖蒲10g，太子参10g，丹参10g，茯苓10g，赤芍10g，白芍10g，桑椹10g，当归15g，生蒲黄15g，远志12g，郁金12g，熟地20g，炙甘草6g。

【功效】补肾填精益髓。

【主治】脑萎缩。

【用法】水煎服，每日1剂，分两次服。

7.偏头痛（王志平）

【方剂】生姜。

【功效】温经散寒止痛。

【主治】偏头痛。

【用法】水煎服，每日1剂，分两次服。

【用法】取鲜生姜适量，切片，厚度及大小如5分硬币。患者侧卧，皮肤常规消毒后，将姜片盖于手少阳三焦经耳和髎穴上；搓捏艾柱如半截橄榄大小，放姜片上灸，施灸1柱为1桩，换姜片再灸2桩，连续灸3桩。

附：王志平，男，1963年生，中医副主任医师，西峰区人民医院副院长。

正 宁 县

1.补脾和胃方（李刚）

【方剂】粳米 30g。

【功效】滋阴补虚。

【主治】脾胃虚弱。

【用法】加水适量，煮成稀粥，每日粳米 30g 晨服一次。

附：李刚，正宁县人民医院急诊科医师。

2.升压汤（张毅）

【方剂】紫苏 10g、白芷 10g、赤芍 8g、香附子 10g、川芎 16g、麻黄 4g、羌活 10g、独活 10g、当归 10g、黄芪 18g、细辛 3g、陈皮 10g、升麻 6g、葛根 6g、生姜 3g、大枣 3 枚、甘草 6g。

【功效】益气、活血、温阳。

【主治】低血压。

【用法】每日 1 剂，水煎分 2 次服。

附：张毅，主治医师，榆林子镇卫生院院长。

3.黄带汤（张毅）

【方剂】黄柏 15g、白果 5 枚、芡实 6g、车前子 6g、生山药 15g。

【功效】清热利湿。

【主治】湿热带下。

【用法】每日 1 剂，水煎分 2 次服。

4.高粱根饮（巩宏立）

【方剂】高粱根(洗净)20g。

【功效】利小便。

【主治】治疗脚跟痛。

【用法】水煎当茶饮

附：巩宏立，副主任医师，正宁县中医院内科医生。

5.高粱大枣散（巩宏立）

【方剂】高粱米 60g、大枣(去核)10 枚。

【功效】益脾胃。

【主治】消化不良性腹泻。

【主治】高粱米炒香；大枣去核炒焦存性；共研末。每次 5~10g 冲服。

6.盐姜散（巩宏立）

【方剂】食盐 6g、生姜 6g。

【功效】温胃、散寒、止呕。

【主治】胃寒呕吐。

【用法】生姜不拘多少，捣汁称其

量,再取等量食盐,放入锅内炒至略呈茄红色,将姜汁炒干为度,然后取出研末,即成盐姜散,服用时3~5g少量开水冲服。

7.蜜醋饮（巩宏立）

【方剂】蜂蜜10g,食醋10g。

【功效】补虚养脑。

【主治】用于学生用脑过度、神经衰弱引起的头痛。

【用法】蜂蜜、食醋各一汤勺每晨空腹饮用,有胃溃疡等慢性胃病史的患者慎用。

8.茵陈白糖饮（巩宏立）

【方剂】茵陈30~60g,白砂糖适量。

【功效】清热利湿。

【主治】湿热性黄疸。

【用法】水煎当茶饮。

9.润肺止咳膏（巩宏立）

【方剂】猪油500g,蜂蜜500g,杏仁、艾叶、花椒、甘草少许。

【功效】润肺止咳。

【主治】咳喘。

【用法】猪油烧红,放入艾叶、花椒、甘草炸焦后,放凉,备用;蜂蜜炼制去水分,然后徐徐倒入猪油,加入杏仁粉,搅均匀,装入瓷瓶,放在阴凉处成膏,放置半月后服用,每次一汤勺。

10.鼻出血经验方（任世洲）

【方剂】白茅根30g。

【功效】清热凉血。

【主治】鼻衄。

【用法】水煎服,每日1剂,分两次服,共用10天。

附：任世洲,副主任医师,正宁县中医院院长。

11.龟头炎经验方（任世洲）

【方剂】青黛10g。

【功效】清热解毒。

【主治】因包皮过长所致的龟头炎。

【用法】外用。

12.温中和胃饮（安秀莲）

【方剂】苍术6g,砂仁6g,厚朴6g,藿香梗6g,桔梗6g,陈皮6g,木香5g,小茴香5g,益智仁6g,炙甘草3g,生姜3片。

【功效】辛香化浊,温中和胃。

【主治】妊娠恶阻。

【用法】水煎取汁,少饮频服,以不吐为度。

附：安秀莲,主治医师,正宁县中医院产科医生,已退休。

13.二香散（安秀莲）

【方剂】香附30g,藿香6g,甘草6g。

【功效】理气和胃止呕。

【主治】妊娠恶阻。

【用法】每次9g,淡盐水冲服。

14.关节炎经验方（徐永航）

【方剂】食用细盐500g,放锅内炒

热,再加葱须、生姜各 5g。

【功效】通络止痛。

【主治】关节炎。

【用法】一起用布包好,趁热敷患处至盐凉;一日 1 次,连用一星期,有追风祛湿之功效。

附:徐永航,正宁县人民医院内科医师。

15.劳伤腰痛经验方（徐永航）

【方剂】艾叶 50g,炒黄的蟹壳 50g,浸白酒 500ml。

【功效】温经通络。

【主治】腰痛。

【用法】3 日后用酒涂腰部,一日 2~3 次,7~10 天,可治多年腰痛。

16.产后腰痛经验方（徐永航）

【方剂】丝瓜籽 250g 炒黄研成粉。

【功效】通络止痛。

【主治】腰痛。

【用法】白酒送服,每次 1.5g,一日 2 次,服完即愈。

17.坐骨神经痛经验方（徐永航）

【方剂】食用细盐 500g,炒热后加艾叶 50g。

【功效】散寒止痛。

【主治】坐骨神经痛。

【用法】用布包好敷患处至盐凉,一日 1 次,连用 5~10 天(盐可每天反复使用)。

18.颈椎痛经验方（巩宏立）

【方剂】羊骨头 100g,砸碎炒黄,浸白酒 500ml。

【功效】温经通络。

【主治】颈椎痛。

【用法】一日 3 次,一般不过 15 天,可以根治。

19.腿抽筋经验方（徐永航）

【方剂】桑树果 50g。

【功效】温经通络。

【主治】腿抽筋。

【用法】煎一碗汤一次喝下,一日 2 次,5 天痊愈。

20.四肢麻木经验方（徐永航）

【方剂】老丝瓜筋 50g。

【功效】舒筋通络。

【主治】四肢麻木。

【用法】煎一碗汤一次服下,一日 2 次,连服一星期,有特效。

21.内、外痔疮经验方（徐永航）

【方剂】大田螺每天 1 只,将盖去掉。放入冰片 1.5g。

【功效】活血止痛。

【主治】内、外痔疮。

【用法】5 分钟后取田螺水涂肛门,每天 2 次,7 天痊愈,忌饮酒、食辛辣物。

22.慢性胃病经验方（李鹏程）

【方剂】鲜姜 12g,白糖 10g,香油

5g。

【功效】温经散寒。

【主治】慢性胃病。

【用法】将鲜姜洗干净,切成薄片,带汗放在绵白糖里滚一下,再用筷子夹放在烧至六七分热的香油锅里,待姜片颜色变深,轻翻一下,又稍炸,出锅,每次2片,饭前趁热吃。一天2~3次,10天左右可见效,半个月可除根。

附:李鹏程,永正乡卫生院内科医师。

23.胃痛饮(王立中)

【方剂】天仙子1g,乌贼骨25g,延胡8g,乌药3g,小白芨5g。

【功效】理气止痛。

【主治】胃炎。

【用法】研成粉末,稀饭做丸,玉米粒大,每次服用6g,日服3次。每次可加痢特灵1粒、维生素$B_6$1粒同服,效果更佳。6周为1疗程。1~2疗程即可断根。本方对胃炎,胃溃疡,十二指肠溃疡,胃酸过多,胃神经痛,胃分泌少,消化不良,闷涨不适,胃疼痛不止,一切胃肠病有特效。

附:王立中,主治医师,永正乡卫生院内科医师,已退休。

华 池 县

内科部分

1.葱梨汤（华池民间整理方）

【方剂】葱白（带须）1根，梨1个，白糖30g。

【功效】宣肺解表。

【主治】外感风寒引起咳嗽。

【用法】水煎300ml，喝汤，吃葱、梨。

2.小黄丸（华池民间整理方）

【方剂】胆南星30g，半夏30g，黄芩30g。

【功效】清热化痰。

【主治】痰热咳嗽。

【用法】研末蒸熟，每次9g，每日2次，儿童酌情减量，生姜汤送服。忌辛辣食物。

3.蜜椒梨（高峰）

【方剂】甜梨1个，花椒7粒，鲜蜂蜜15g。

【功效】润肺，生津，止咳。

【主治】咳嗽、自汗。

【用法】蒸30分钟服食。

附：高峰，华池县人，从事中医工作30年，擅长内、外、妇、儿科疾病的诊治，现为华池县妇幼保健站门诊主任，中医内科主治医师职称。

4.咳嗽糖浆（华池民间整理方）

【方剂】冰糖100g，食醋100ml。

【功效】清热止咳。

【主治】咳嗽。

【用法】将冰糖与食醋混合用慢火熬30分钟，每次口服10ml，每日3~5次。

5.雪梨酒（华池民间整理方）

【方剂】雪梨500g，白酒1000ml。

【功效】清热化痰，生津润燥。

【主治】咳嗽、烦渴、便秘。

【用法】雪梨洗净去皮、核，切小块浸入酒内密封7天，每次口服10ml，每日2次。酒精致敏者及儿童禁用。

6.治感冒鼻塞经验方（华池民间整理方）

【方剂】葱白20g。

【功效】发汗解表。

【主治】感冒鼻塞。

【用法】把葱白切碎加水煎汤,用蒸气熏鼻。或将葱白捣烂取汁,渗透于脱脂棉内,将药棉塞入鼻腔。年老体弱者和儿童慎用。

7.治外感风寒经验方（张登举）

【方剂】淡豆豉25g,荆芥10g。

【功效】发汗解表,宣肺止咳。

【主治】外感风寒。

【用法】用黄酒750ml煎服,每次10ml,每日2次。儿童慎用。

附：张登举,华池县人,华池县五蛟乡五蛟村村医。

8.芎归汤（华池民间整理方）

【方剂】川芎15g,当归15g。

【功效】活血补血,化瘀止痛。

【主治】血虚头痛。

【用法】水煎服。

9.川芎茶调散（王玉华）

【方剂】薄荷叶240g,川芎120g,荆芥120g,细辛30g,防风45g,白芷60g,羌活60g,甘草60g。

【功效】疏风止痛,通经活络。

【主治】外感风邪头痛。

【用法】研末口服,每次6g,每日2次。饭后清茶调服,亦可做汤剂适量。肝风内动所引起的疼痛不宜。

附：王玉华,华池县人,华池县王咀子乡卫生院医师。

10.中暑经验方（华池民间整理方）

【方剂】北细辛9g,猪牙皂角9g。

【功效】祛风开窍,醒脑提神。

【主治】用于中暑人事不省,牙关紧闭等症。

【用法】研末贮瓶,用时取少许吹鼻孔内。

11.萎缩性胃炎经验方（张登举）

【方剂】过冬干桃10颗。

【功效】滋阴生津。

【主治】萎缩性胃炎。

【用法】水煎服,7日为1疗程。

12.溃疡散（曹昀）

【方剂】血竭300g,乌贼骨200g,煅瓦楞子200g,白芨100g,陈皮100g,白药120g,甘草100g,蒲公英200g,制大黄30g,三七粉100g。

【功效】活血止痛,收敛生肌。

【主治】消化性溃疡。

【用法】研末,饭前一小时冲服,每次10g,每日3次。服药期间停服其他药物,避免精神刺激,调节饮食,戒烟酒及辛辣食物。

附：曹昀,华池县人,华池县怀

安乡卫生院院长,中医师。

13.胃痛经验方（张全福）

【方剂】党参 15g,白术 10g,茯苓 10g,甘草 10g,砂仁 10g,白蔻 10g,枳实 10g,厚朴 12g,木香 10g,香附子 12g,官桂 10g,代赭石 16g,乌贼骨 15g,川楝子 15g,苍术 15g,焦三仙各 15g,瓦楞子 10g,丁香 3g。

【功效】理气止痛,收敛降逆。

【主治】胃痛、胃酸、胃胀、嗳气。

【用法】水煎服,每日 1 剂,分两次服。

附：张全福,宁县人,城壕卫生院定汉分院院长,中医师。

14.糜烂性胃炎（张登举）

【方剂】白芷 200g,白芨 200g,白蔹 200g,海螵蛸 200g。

【功效】收敛,生肌,止痛。

【主治】糜烂性胃炎。

【用法】研末冲服,每次 3g,每日 3 次。忌辛辣刺激性食物。

15.消化性溃疡经验方（华池民间整理方）

【方剂】乌贼骨 6g,象贝母 15g,乳香 5g,没药 5g,枳实 9g,白芨 9g。

【功效】理气止痛,和胃降逆。

【主治】消化性溃疡。

【用法】研末冲服,每次 3g,每日 3 次。

16.乌贝散（杨鹏刚）

【方剂】乌贼 30g,贝母 10g,元胡 10g,枳壳 12g,鸡内金 15g,煅瓦楞子 30g,砂仁 10g,三七 10g。

【功效】理气止痛,收敛,降逆。

【主治】慢性胃炎、胃溃疡。

【用法】共研末分 40 份,每次 2 份,每日 2 次,饭前温水冲服。

附：杨鹏刚,宁县人,华池县悦乐中心卫生院医师。

17.行经呕吐经验方（华池民间整理方）

【方剂】白术 3g,丁香 1.5g,干姜 1.5g。

【功效】健脾温中,降逆止呕。

【主治】行经呕吐。

【用法】上药捣筛为散,空腹米汤调服。

18.呃逆呕吐经验方（华池民间整理方）

【方剂】丁香 6g,柿蒂 9g,人参 3g,生姜 6g。

【功效】温中降逆,补气生津,散寒和胃。

【主治】脾胃虚寒,失于和降所致的呃逆呕吐。

【用法】水煎服,每日 1 剂,分两次服。

19.慢性肠炎（杨鹏刚）

【方剂】半夏 6g，黄连 3g，黄芩 5g，干姜 6g，党参 10g，大枣 4 枚，吴萸 8g，良姜 8g，乌药 10g，防风 6g，苦参 5g，甘草 6g。

【功效】清热解毒，和胃降逆。

【主治】慢性肠炎。

【用法】水煎服，每日 1 剂，分两次服。

20.通幽汤（华池民间整理方）

【方剂】当归 4.5g，熟地 6g，升麻 2.4g，红花 3g，甘草 3g，桃仁泥 6g。

【功效】滋阴养血，生津润燥。

【主治】便秘。

【用法】研末冲服，每次 3g，每日 2 次。

21.核桃酒（黄达财）

【方剂】核桃仁 500g，黄酒 500ml，冰糖 150g。

【功效】补气血，止咳喘，益肠胃。

【主治】便秘，肺虚咳嗽。

【用法】将核桃仁焙黄捣碎，加入黄酒、冰糖拌匀蒸 20 分钟适量食用。

22.芝麻蜜（华池民间整理方）

【方剂】芝麻油 10ml，蜂蜜 20g。

【功效】润肠通便。

【主治】便秘。

【用法】调和后同服适量。

23.痢疾经验方（华池民间整理方）

【方剂】苦参 10g，柿蒂 2 个。

【功效】燥湿清热，涩肠止泻。

【主治】腹泻、赤痢。

【用法】将上药烘脆碾粉，每次 1 汤匙温水冲服，每日 2 次。

24.慢性腹泻经验方（华池民间整理方）

【方剂】大蒜头 50g，红糖 10g，食醋 5ml。

【功效】解毒益气，收敛止泻。

【主治】慢性腹泻。

【用法】将大蒜捣烂加开水 100ml 浸泡，再加红糖，食醋饮用，每次 10ml，每日 3 次。

25.煨大蒜（高峰）

【方剂】大蒜 10 瓣。

【功效】解毒杀虫，和胃止痛，收敛固涩。

【主治】用于各种虚寒泻。

【用法】煨熟将大蒜剖瓣(不去皮)埋入草木灰中煨熟即食。

26.痢疾经验方（华池民间整理方）

【方剂】马齿苋 30g，蜂蜜适量。

【功效】清热解毒。

【主治】痢疾。

【用法】水 2:1 煎服，每日 1 剂，连服3日。

27.腹泻经验方（华池民间整理方）

【方剂】细茶30g,乌梅30g。

【功效】涩肠固泻。

【主治】痢疾发热烦渴。

【用法】炼蜜为丸,每丸重6g,每次1丸,日服2次,凉开水送下。

28.急性黄疸型肝炎经验方（宋尚贵）

【方剂】茵陈35g,大黄8g,栀子10g,丹参30g,板蓝根30g,金钱草30g,猪苓15g,茯苓15g,泽泻15g,车前子（包煎）15g,陈皮10g,郁金10g,白术12g,焦三仙各10g,夏枯草15g。

【功用】清热解毒,利湿退黄。

【主治】湿热黄疸,腹满胀,烦渴。

【用法】水煎服,每日1剂,分两次服。

附：宋尚贵,华池县人,华池县人民医院中医主治医师。

29.黄疸肝炎（华池民间整理方）

【方剂】茵陈5g。

【功效】清热利湿,利胆退黄。

【主治】黄疸肝炎。

【用法】开水泡当茶喝,每日随量。

30.萝卜子饮治浮肿（华池民间整理方）

【方剂】萝卜子（生用）15g,赤茯苓（去皮）15g,牵牛子30g,葶苈子（炒）12g,甘草（炙）12g,半夏（制）9g,川芎9g,槟榔（煨,锉）9g,青木香9g,官桂9g,青皮9g,陈皮9g,白商陆9g。

【功效】行气利水消肿。

【主治】浮肿。

【用法】加生姜4片,水煎服,每日1剂,分两次服。

31.葱白膏（高峰）

【方剂】鲜葱白茎（带须）5~7枚,食用盐10g。

【功效】温阳,通络,开窍。

【主治】尿频、尿痛。

【用法】捣烂如泥状,外敷脐上。脐周皮肤病有湿疹或溃烂时不可用。

32.中风后遗症经验方（华池民间整理方）

【方剂】黄芪200g,当归尾（酒浸）6g,赤芍4.5g,地龙3g,川芎3g,桃仁3g,红花3g。

【功效】补气养血,活血通络。

【主治】中风后遗症。

【用法】水煎200ml,每次口服100ml,每日2次。

33.类风汤（杨勇）

【方剂】防己50g,云苓20g,萆薢20g,泽泻15g,羌活20g,地龙20g,桂枝20g,乳香15g,全蝎20g,蜈蚣2条,元胡30g,秦艽15g,穿山甲20g,乌梢蛇

20g。

【功效】祛风除湿,温阳散寒,行气止痛,搜风通络。

【主治】肢体关节沉重、屈伸不利。

【用法】研末冲服,每次 6g,每日 2 次。

附:杨勇,华池县人,华池县中医医院针灸科医师。

34.关节炎、肩周炎(华池民间整理方)

【方剂】食用盐 500g,葱须 9g,生姜 9g。

【功效】祛湿,追风,止痛。

【主治】关节炎、肩周炎。

【用法】将食用盐放锅内炒热,再加葱须、生姜一起用布包好,乘热敷患处至盐凉,一日 2 次,连敷 7 天。

35.风湿关节痛(华池民间整理方)

【方剂】霜后丝瓜藤 500~1000g。

【功效】祛湿,通络,止痛。

【主治】风湿关节痛。

【用法】丝瓜藤焙干研面,糖水冲服,每次 3g,每日 3 次。

36.五虫酒(华池民间整理方)

【方剂】蜈蚣 3 条,全蝎 6g,土鳖虫 6g,山甲 6g,蜣螂虫 6g。

【功效】祛风除湿,活血化瘀,搜风通络。

【主治】痹症。

【用法】五虫研粉,白酒 500ml,浸泡 7 日,过滤去渣外擦。

37.急性腰扭伤针灸治疗(宋尚贵)

【操作方法】腰痛穴:经外奇穴,第二、三掌骨及第四、五掌骨之间,腕横纹与掌指关节之中点,一侧两穴。

【主治】急性腰扭伤。

【用法】毫针直刺,得气后行泻法,强刺激。

【注意事项】针感强烈,体质差者慎用,以防晕针。

38.足跟疼痛经验方(华池民间整理方)

【方剂】艾叶 30g,千年健 10g,乳香 10g,没药 10g,当归 10g,三七 10g,秦艽 15g,花椒 18g,苏木 20g。

【功效】祛风除湿,行气止痛。

【主治】足跟疼痛。

【用法】酒浸外擦。

39.苍术汤(华池民间整理方)

【方剂】防风 3g,黄柏 3g,柴胡 6g,苍术 9g。

【功效】清化湿热,祛风止痛。

【主治】湿热下注,腰腿疼痛。

【用法】水煎服,每日 1 剂,分两次服。

40. 梅核气经验方（王玉华）

【方剂】半夏 12g，厚朴 9g，茯苓 12g，生姜 15g，苏叶 6g。

【功效】行气散结，降逆化痰。

【主治】梅核气。

【用法】水煎服，每日 1 剂，分两次服。阴津亏耗或气郁化火者不宜。

41. 贫血经验方（华池民间整理方）

【方剂】乌鸡 1 只，当归 20g。

【功效】补血益气。

【主治】贫血。

【用法】混合后炖熟吃。

42. 老年尿频经验方（华池民间整理方）

【方剂】韭菜籽 50g。

【功效】温补肾阳。

【主治】老年人尿频，夜尿多等症。

【用法】研末开水冲服，每次 10g，每日 2 次。忌浓茶、辛辣。

43. 晕车经验方（华池民间整理方）

【方剂】鲜生姜 1 片，风湿止痛贴一面。

【主治】晕车船。

【用法】生姜片含口中，将风湿止痛贴贴肚脐。孕妇及脐周皮肤溃烂者忌用。

44. 咽炎（华池民间整理方）

【方剂】胖大海 2 枚，蝉衣 3 只。

【功效】化痰利咽。

【主治】咽炎、音哑。

【用法】开水泡当茶饮。

45. 川芎茶调散加减治头痛健忘（张全福）

【方剂】生地 15g，当归 10g，川芎 10g，白芍 10g，白芷 10g，防风 10g，独活 10g，细辛 3g，石膏 20g，菊花 10g，五味子 15g，秦艽 10g，石菖蒲 10g，茯神 10g，远志 10g，枣仁 10g，柏子仁 10g，朱砂 6g，薄荷 10g。

【功效】安神益气，活血止痛。

【主治】头痛，健忘，失眠，多梦。

【用法】水煎服，每日 1 剂，分两次服。

【注意事项】忌辛辣、油腻、生冷食物。

附：张全福，宁县人，城壕卫生院定汉分院院长，中医师。

46. 朱砂心（高峰）

【方剂】新鲜猪心 1 具，朱砂（水飞）6g。

【功效】补益气血，镇静安神。

【主治】心悸健忘，多梦易醒。

【用法】将猪心用竹刀剖开，装入朱砂煮或蒸熟（砂锅为佳）。适量食用。

外科部分

47.冻疮经验方（黄贵栋）

【方剂】当归50g,干姜30g,细辛10g,冰片10g,樟脑10g,95%乙醇500ml。

【功效】温经散寒,活血通络。

【主治】用于冻疮（未溃型）。

【用法】将诸药捣碎,用乙醇浸泡（密封7天）,纱布过滤贮瓶擦患处。

48.治鼻衄方（华池民间整理方）

【方剂】仙鹤草10g,白茅根10g,黄芩3g,三七3g,侧柏叶10g,白芨10g。

【功效】凉血止血。

【主治】鼻衄。

【用法】水煎服,每日1剂,分两次服。

49.平疣煎（宋尚贵）

【方剂】板蓝根30g,山豆根30g,香附子30g,木贼30g。

【功效】清热解毒,腐蚀赘疣。

【主治】扁平疣。

【用法】上四味加水600ml,泡3小时煎煮,待药液稍凉后趁热拍洗患处20分钟,洗后自行晾干。每剂连用5天为1疗程。用药期间面部停用一切化妆品,早晨用清水洗面。

妇科部分

50.痛经经验方（曹昀）

【方剂】桂枝12g,茯苓15g,桃仁15g,红花12g,黄芪50g,五灵脂10g,蒲黄10g,香附子12g,牛膝10g,甘草6g,赤芍12g。

【功效】活血化瘀,理气止痛。

【主治】痛经。

【用法】水煎服,每日1剂,分两次服。

附：曹昀,华池县人,华池县怀安乡卫生院院长,中医师。

51.止痛酊（华池民间整理方）

【方剂】山豆根100g,元胡50g,白芷50g,白酒500ml。

【功效】理气止痛。

【主治】痛经。

【用法】研粉白酒调成糊状,温水冲服一汤匙,每日2次。

52.产后缺乳经验方（华池民间整理方）

【方剂】鲜猪蹄1个,王不留行10g,山甲5g。

【功效】滋补气血,活血通络。

【主治】产后乳汁不通。

【用法】加水煮2小时,待猪蹄熟

烂,连汤一起食用,黄酒引。

53.消解汤(曾明言)

【方剂】柴胡10g,当归10g,白芍12g,枳实10g,香附15g,青皮15g,郁金12g,川楝子15g,生牡蛎15g,橘核12g,荔核15g,三棱10g,莪术10g。

【功效】疏肝活血,消癖化结。

【主治】乳癖。

【用法】水煎服,每日1剂,分两次服。

附:曾明言,华池县人,华池县中医医院副院长,庆阳市医学会会员,中医内科主治医师。

54.乳癖汤(曾明言)

【方剂】柴胡12g,川芎6g,赤芍9g,两头尖3g,佩兰6g,半夏9g,牡蛎30g,陈皮3g,当归30g,黄芪15g,千金拔30g,白术12g。

【功效】疏肝解郁,化痰散结。

【主治】乳腺增生。

【用法】水煎服,每日1剂,分两次服。

55.输卵管不通经验方(郭建英)

【方剂】仙灵脾15g,仙茅10g,当归10g,杭芍10g,川芎10g,益母草30g,炙黄芪10g,九地10g,小茴香10g,山甲6g,路路通10g。

【功效】温肾通络,养血理冲。

【主治】输卵管不通。

【用法】水煎服,每日1剂,分两次服。

附:郭建英,华池人,现为华池中医院妇产科医师。

56.月经不调经验方(郭建英)

【方剂】生地炭24g,地骨皮12g,炒白芍12g,旱莲草12g,女贞子12g,槐米炭32g,仙鹤草20g,荠菜30g。

【功效】养阴,凉血,止血。

【主治】月经不调。

【用法】水煎服,每日1剂,分两次服。

57.子宫脱垂经验方(郭建英)

【方剂】人参10g,山药15g,九地15g,杜仲15g,当归15g,山茱萸15g,枸杞15g,升麻10g,鹿角胶10g。

【功效】补气举陷。

【主治】子宫脱垂。

【用法】水煎服,每日1剂,分两次服。

儿科部分

58.小儿消化不良经验方(华池民间整理方)

【方剂】鸡内金20g。

【功效】消食化积。

【主治】消化不良。

【用法】焙干研末,温水冲服,每次1~3g,每日2次。

59.小儿蛔虫症经验方（华池民间整理方）

【方剂】槟榔、黑丑各半。

【功效】消食杀虫。

【主治】蛔虫症。

【用法】研末口服,每次1~3g,每日2次。

60.小儿夜间磨牙经验方（华池民间整理方）

【方剂】橘皮。

【主治】消化不良,小儿夜间磨牙。

【用法】将橘子皮切成指甲大小,每晚睡前吃1片。

61.小儿厌食经验方（华池民间整理方）

【方剂】山楂片。

【功效】开胃消食。

【主治】小儿厌食。

【用法】饭前吃一片。

62.小儿高烧（华池民间整理方）

【方剂】柴胡注射液。

【功效】清热解毒。

【主治】感冒高烧。

【用法】用注射器抽柴胡注射液,给每鼻孔内滴1~5滴,30分钟1次。

男科部分

63.早泄经验方（华池民间整理方）

【方剂】淫羊藿10g,韭菜籽10g。

【功效】温补肾阳。

【主治】早泄。

【用法】捣匀,热酒冲服,每日2次,7日为1疗程。

64.遗精经验方（华池民间整理方）

【方剂】芡实10g,金樱子10g。

【功效】补肾涩精。

【主治】遗精。

【用法】研末冲服,每日2次。

65.黑天丸（宋尚贵）

【方剂】黑豆25g,天花粉50g。

【功效】强腰健肾。

【主治】肾虚腰痛。

【用法】黑豆文火炒熟,与天花粉共研末制丸,重9g,每次1丸,每日2次,黑豆汤送服。腰部有器质性病变者慎用。

66.睾丸痛经验方（华池民间整理方）

【方剂】吴茱萸15g,川楝子12g,木香9g,小香9g。

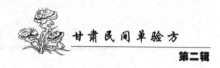

【功效】行气止痛,暖肝散寒。

【主治】用于少腹坠涨,阴肿,睾丸痛等。

【用法】水煎服,每日1剂,分两次服。

五官科部分

67.牙痛经验方(慕万芳)

【方剂】细辛3g,桃仁12g,红花10g,生地12g,玄参15g,牛膝10g。

【功效】凉血止痛。

【主治】牙痛。

【用法】水煎服,每日1剂,分两次服。

附:慕万芳,华池县人,华池县五蛟乡城壕村村医。

68.牙痛经验方(张全福)

【方剂】石膏30g,羌活10g,白芷10g,川芎10g,薄荷15g,菊花10g,生地15g,丹皮10g,荆芥10g。

【功效】祛风解表,凉血止痛。

【主治】风火牙疼。

【用法】水煎服,每日1剂,分两次服。

附:张全福,宁县人,城壕卫生院定汉分院院长,中医师。

69.牙痛经验方(张全福)

【方剂】花椒1粒。

【功效】祛风止疼。

【主治】各类牙疼。

【用法】咬痛处。

70.咽炎经验方(慕万芳)

【方剂】半夏100g,陈醋500g。

【功效】降逆止呕。

【主治】咽炎。

【用法】浸泡3日,每次口服10ml,每日2次。

71.口臭经验方(宋尚贵)

【方剂】半夏15g,黄连10g,黄芩10g,生姜15g,党参15g,炙甘草10g,大枣3枚。

【功效】和胃降逆,散结消痞。

【主治】口臭。

【用法】水煎服,每日1剂,分两次服。

72.鼻渊散(宋尚贵)

【方剂】人中白10g,白芷10g,细辛10g,冰片10g。

【功效】清热通渊。

【主治】鼻渊。

【用法】上四味研末装瓶,用时取少许吹鼻内。

73.口腔溃疡经验方(杨鹏刚)

【方剂】白芍20g,甘草6g,黄连6g,益智仁6g,肉桂2g。

【功效】清热泻火。

【主治】顽固性口腔溃疡。

【用法】水煎服,每日1剂,分两次服。

74.红眼病经验方(华池民间整理方)

【方剂】竹叶50片,石膏150g,白糖50g,粳米100g。

【功效】清热泻火。

【主治】头痛目赤,视物模糊等症。

【用法】竹叶用清水洗净后,用刀切成3~5cm长丝,粳米淘净。然后将竹叶、石膏放入锅内,加清水约1000ml,熬成粥加白糖适量食服。

75.红眼病经验方(华池民间整理方)

【方剂】菊花12g,龙井茶3g。

【功效】疏风清热。

【主治】红眼病。

【用法】开水冲沏,代茶饮。

皮肤科部分

76.消疣灵膏(杨学景)

【方剂】血竭5g,蜂房5g。

【功效】消结化瘀。

【主治】各种疣病。

【用法】烘干共研细末,白凡士林调匀外涂。颜面部疣外用每日1次,其他部位外用每日2次。

附:杨学景,华池县人,华池县中医医院门诊部主任,庆阳市医学会会员,中医皮肤科主治医师。

77.牛皮癣经验方(辛广渊)

【方剂】旱烟草枯干100g。

【功效】解毒杀虫。

【主治】牛皮癣。

【用法】旱烟干100g用水1000ml水煮沸后,文火加热保持30分钟,待水凉至40℃后擦洗患处。溃烂严重合并感染者用药前后分别用碘络酮涂擦。

附:辛广源,华池县人,华池县乔河乡卫生院院长,主治医师。

78.生发酊(杨学景)

【方剂】骨碎补30g,侧柏叶30g,红花6g,丹参30g。

【功效】益气,生精,祛风。

【主治】脱发。

【用法】上药研为粗粉,浸于1000ml的75%酒精中10天,取汁外擦。

附:杨学景,华池县人,华池县中医医院门诊部主任,庆阳市医学会会员,中医皮肤科主治医师。

79.皮肤瘙痒经验方(杨学景)

【方剂】蒲公英60g,艾叶30g,川椒6g,土蛇床30g。

【功效】祛风除湿止痒。

【主治】皮肤瘙痒症。

【用法】上药装入布袋,用水煮沸30分钟,用软毛巾擦洗患处。

80.三黄膏（杨学景）

【方剂】硫磺 6g,大黄 9g,雄黄 6g,白矾 9g。

【功效】清热解毒,杀虫止痒。

【主治】酒渣鼻。

【用法】上药共研细末,以凡士林适量调和成软膏外用。

81.脱发经验方（华池民间整理方）

【方剂】桑树叶 20g。

【功效】平抑肝阳,凉血润燥。

【主治】脱发、头屑、头皮痒。

【用法】水煎洗头发,每日 1 次。

82.蚊虫叮咬伤（华池民间整理方）

【方剂】六神丸 10 粒。

【功效】清热解毒,止痛消炎。

【主治】蚊虫蜂蝎叮咬,红肿。

【用法】将六神丸研末用凉开水调糊涂患处。

环 县

内科部分

一、胃、肠疾病

1. 泄泻经验方（冯瑞宏）

【方剂】五味子 60g，吴茱萸 15g。

【功效】温肾健脾，固涩止泻。

【主治】肾阳虚弱泄泻。

【用法】将吴茱萸用水泡 7 天，晒干后同五味子炒干，研细末，温开水冲服。每服 15g，每日 3 次。

附：冯瑞宏，生于 1979，毕业于甘肃省中医学校，2003 年参加工作，环县樊家川卫生院院长。

2. 泄泻验经验方（慕昊）

【方剂】黄芪 15g，炒白术 10g，苍术 10g，柴胡 6g，羌活 3g，防风 3g，升麻 3g，陈皮 3g，葛根 3g，神曲 3g，茯苓 3g，泽泻 3g。

【功效】健脾渗湿，涩肠止泻。

【主治】久泻。

【用法】每日 1 剂，水煎分两次服。

附：慕昊，生于 1973 年，毕业于庆阳市卫生学校，1996 年参加工作，主治医师，木钵镇卫生院院长。

3. 泄泻验方（敬有聪）

【方剂】生山楂 30g，熟山楂 30g，生大黄 30g，熟大黄 30g，红糖 60g。

【功效】消食荡积，止泻止痢。

【主治】消化不良腹泻。

【用法】先将红糖入砂锅，置火上熔化，再入药炙透，加水两碗，煎至一碗，去渣取汁顿服。

附：敬有聪，生于 1965 年，环县四合塬人，1990 年参加工作，中医主治医师，环县山城卫生院院长。

4. 便秘验方（王彦权）

【方剂】麻油 10ml。

【功效】润肠通便。

【主治】便秘。

【用法】口服 10ml，日服 1 次。

附：王彦权，生于 1972 年，毕业于兰州医学院，1994 年参加工作，内科主治医师,环县演武乡卫生院院长。

二、呼吸疾病

5.咳嗽经验方（吕佐琴）

【方剂】冬瓜皮20g(需经霜者),蜂蜜少许。

【功效】清热解毒,润肺止咳。

【主治】咳嗽。

【用法】每日1剂,水煎分两次服。

附：吕佐琴,生于1988年,毕业于平凉医学高等专科学校,大专学历,2010年参加工作,执业助理医师,环县甜水中心卫生院医师。

6.咳嗽经验方（何宝永）

【方剂】桂枝15g,白芍10g,厚朴15g,杏仁12g,生姜10g,甘草6g,大枣10枚。

【功效】解肌发表,下气平喘。

【主治】咳嗽气喘,风寒表虚证。

【用法】上述7味药物水煎400ml,分两次服用。避风寒,戴衣帽,勿进辛辣刺激之品。

附：何宝永,生于1981年,毕业于甘肃中医学院,2003年参加工作,市招聘干部,环县秦团庄乡卫生院医师。

7.哮喘经验方（慕昊）

【方剂】萝卜籽20g,杏仁20g。

【功效】祛痰平喘。

【主治】哮喘痰多,气急、气短。

【用法】先将萝卜籽炒热,同时去掉杏仁尖,然后用水一碗,煎成半碗顿服。

三、泌尿系统疾病

8.小便不利经验方（王世力）

【方剂】白茅根10g,车前子10g,生甘草10g,萹蓄15g。

【功效】利水通淋。

【主治】小便不利。

【用法】水煎取汁口服,日服1剂,分两次服用。

附：王世力,生于1955年,环县南湫人,乡村医生,环县南湫乡党家洼村卫生所所长。

9.滋阴凉血汤（陈继满）

【方剂】旱莲草30g,赤芍20g,白花蛇草30g,马鞭草30g,女贞子15g,枸杞10g,丹皮12g,白茅根30g,大小蓟30g,生侧柏12g。

【功效】滋阴凉血,止血通淋。

【主治】血尿。

【用法】水煎内服,日服1剂,分两次服用。

附：陈继满,生于1958年,环县人,毕业于定西市卫生学校,环县曲子中心卫生院职工。

四、感冒及其他疾病

10.感冒经验方（季正乾）

【方剂】鲜生姜3片,红糖25g。

【功效】散寒发汗,化痰止咳。

【主治】感冒表证。

【用法】鲜生姜3片切碎,加红糖浓煎,一次服下。

附：季正乾,生于1984年,镇原县人,毕业于湖北中医学院,本科学历,中西医结合执业医师,环县曲子中心卫生院医师。

11.感冒经验方（董治君）

【方剂】葱头、生姜、食盐各适量。

【功效】散寒发汗,化痰止咳。

【主治】普通感冒。

【用法】将葱头、生姜捣成糊状,放入食盐再加入白酒,然后用纱布包成包,用药包擦病人的前胸、后背、手、脚掌、膝、肘窝等处,持续约半小时,出汗即可。

附：董治君,庆阳市庆城县人,现年47岁,本科学历,副主任医师,毕业于甘肃省中医学院中医专业,环县中医院院长。担任中国中医学会庆阳分会理事和环县理事长,庆阳岐黄文化研讨会理事,甘肃省中医学会脾胃病专业委员会委员,近年发表国家及省级刊物学术论文20余篇,编辑中医学术专著2部,主持科研课题3项,其中论文《新时期贫困地区中医院经营管理的思考》在全国医药卫生优秀成果学术交流会评选活动中荣获一等奖,《消风止痛酒在风湿类疾病中的临床应用和药理研究》获2004年市卫生新成果二等奖,《鼻渊粉喷剂在鼻科疾病中的临床应用和药理研究》于2003年通过甘肃省科技厅鉴定,2008年获庆阳市科技进步二等奖。2002年参加中国人民大学国民经济学研究课程进修学习结业,2006年被评为全市"优秀医务工作者",2007～2008年被先后授予"全国恪守医德、救死扶伤百佳优秀院长"、"全国医疗卫生事业卓越功勋人物"称号,2010年被评为甘肃省医德医风先进个人,庆阳市领军人才。擅长中医消化内科、类风湿和各科疑难杂症的诊治。

12.风热感冒经验方（邓世成）

【方剂】麻黄15g,桂枝10g,柴胡10g,连翘10g,牛蒡子10g,甘草6g,薄荷10g,桔梗10g,金银花10g,荆芥10g,防风10g。

【功效】疏风解表。

【主治】风热感冒。

【用法】文火慢煎,每日1剂,水煎分两次服。忌食肥腻、辛辣、油腻。

【典型病例】患者女,15岁,虎洞砂

井子村村民,鼻塞流黄涕,小便赤,诊断为感冒,服此方5剂后治愈。

附:邓世成,生于1979年,环县虎洞乡人,乡村医生,环县虎洞乡砂井子村卫生所所长。

13.遗精经验方(董治君)

【方剂】莲子心30g,朱砂0.1g。

【功效】止血固精,泻心补肾。

【主治】遗精。

【用法】研末,一日2次,每次8g,白开水送服。

14.不寐经验方(冯瑞宏)

【方剂】酸枣仁10~15g。

【功效】养心安神。

【主治】不寐心胆气虚型。

【用法】将酸枣仁炒香,捣碎晚上临睡前温开水调服。

外科部分

一、风湿、类风湿疾病

15.关节炎洗液(吴治斌)

【方剂】斑蝥2g,良姜15g,细辛3g,半夏10g,酒精100ml。

【功效】祛风散寒,消肿止痛。

【主治】风寒痹症。

【用法】以上药物入酒精中浸泡一周后外洗。防止过敏,如有起泡立即停止使用。

附:吴治斌,生于1965年,毕业于甘肃省中医学校,1991年参加工作,中医主治医师,环县合道中心卫生院医师。

16.风湿性关节炎经验方(八珠卫生院)

【方剂】甜瓜子90g,干木瓜50g,威灵仙30g,川乌15g。

【功效】祛风,散寒,止痛。

【主治】痹症(行痹、着痹)。

【用法】研为细末,水飞为丸,如梧桐子大小,温开水送服,每次1丸,一日1次。服药后忌立即服热食物。

17.巴豆二花酒(高永军)

【方剂】巴豆50g,二花50g,烧酒500ml。

【功效】散寒通络止痛。

【主治】风湿性关节炎。

【用法】药物入酒浸泡一周后外洗。

附:高永军,生于1964年,毕业于平凉医学高等专科学校,大专学历,1986年参加工作,执业医师,环县罗山乡卫生院院长。

二、烫、烧伤疾病

18.烧烫伤经验方(李明明)

【方剂】连翘10g,赤芍10g,羌活10g,防风10g,当归10g,山栀10g,甘草

5g,炒大黄 15g,灯芯草 5g。

【功效】清热解毒,疏风凉血。

【主治】烧烫伤。

【用法】水煎内服,每日 1 剂,分两次服用。

附:李明明,生于1983年,毕业于甘肃中医学院,本科学历,2008年参加工作,中西医结合执业医师,环县合道中心卫生院医师。

19.清凉生肌烫伤膏(贾海娇)

【方剂】柏子仁 500g。

【功效】止痛,生肌,祛腐。

【主治】水、火烫伤。

【用法】榨细取其油外涂于伤口。

附:贾海娇,生于1975年,环县洪德乡人,乡村医生,中专学历,环县洪德乡肖关村卫生所所长。

三、其他疾病

20.坐骨神经痛经验方(孙继述)

【方剂】当归 10g,牛膝 10g,川芎 10g,桂枝 10g,全虫 5g,白酒适量。

【功效】益气活血止痛。

【主治】坐骨神经痛。

【用法】以上药物入白酒中浸泡一周后外洗。

附:孙继述,生于1955年,毕业于平凉市卫生学校,曾任环县第二人民医院院长,现为环县曲子中心卫生院职工。

21.腰腿疼经验方(董治君)

【方剂】忘忧草 60g,川断 100g,黄酒 100g。

【功效】活血通络止痛

【主治】腰腿疼。

【用法】每日 1 剂,水煎分 2~3 次服。

22.脱发经验方(王元庭)

【方剂】生附子、蔓荆子、柏子仁各 15g。

【功效】补血润燥。

【主治】血虚风燥所致脱发。

【用法】研细末,以乌鸡脂肪和之,捣研千下,于瓷罐内密封,百日取出,涂发落处。

附:王元庭,生于1949年,环县小南沟乡人,乡村医生,环县小南沟乡许掌村卫生所所长。

23.肛门瘙痒症经验方(敬有聪)

【方剂】苦参 30g,苍耳子 15g,蛇床子 30g,威灵仙 30g,冰片 1g。

【功效】清热解毒,祛湿止痒。

【主治】肛门瘙痒。

【用法】水煎,先熏后洗。

妇科部分

24.产后缺乳经验方（王芳芳）

【方剂】王不留行 50g,黄酒适量,猪蹄 3~4 只。

【功效】通络下乳。

【主治】产后缺乳。

【用法】将王不留行研末,取药末 10g,黄酒调匀,和猪蹄煮汤,冲入药末食用。

附：王芳芳,生于 1982 年,毕业于甘肃省中医学校,环县樊家川卫生院职工。

25.妇女崩漏经验方（王世力）

【方剂】血见愁(喜鹊草)20g,灶心土(伏龙肝)30g,茜草(干品)10~15g,甘草 5g。

【功效】凉血止血。

【主治】妇女崩漏。

【用法】水煎内服,每日 1 剂。

26.子宫小肌瘤经验方（王芳芳）

【方剂】桂枝 10g,茯苓 15g,丹皮 10g,赤芍 15g,桃仁 10g,木香 10g,丁香 10g,三棱 10g,莪术 10g,枳壳 10g,青皮 10g,川楝子 10g,小茴香 6g。

【功效】行气活血,破瘀消癥。

【主治】子宫小肌瘤气滞血瘀证。

【用法】文火久煎,内服,每日 1 剂。

27.习惯性流产经验方（田源平）

【方剂】党参 15g,山药 15g,杜仲(炒黑)9g,白术(土炒)15g,扁豆(去皮,炒)9g,熟地 20g,山萸肉 15g,枸杞 6g,炙甘草 6g,谷芽 6g。

【功效】滋肾养血,固本安胎。

【主治】习惯性流产。

【用法】水煎服,每日 1 剂,分两次服。

【加减】气虚加黄芪 20g；血虚加阿胶 9g；血热血流加蓖麻根 10g、莲子肉 15g,去熟地,加生地 10g；腹痛加炒白芍 12g；腰疼加桑寄生 15g、菟丝子 30g；恶心呕吐加小黑豆 9g。

附：田源平,生于 1966 年,环县合道乡人,乡村医生,环县合道乡赵塬村卫生所所长。

28.更年期综合征经验方（石明昊）

【方剂】知母 10g,黄柏 10g,熟地黄 15g,山药 30g,茯苓 15g,丹皮 12g,山茱萸 10g,枸杞 15g,白芍 15g,酸枣仁 15g,龙骨(先煎)30g,牡蛎 30g。

【功效】滋阴清热,敛汗安神。

【主治】更年期综合征。

【用法】每日 1 剂,水煎分两次服。

附：石明昊,生于 1986 年,毕业于平凉医学高等专科学校,2010 年参加工作,执业助理医师,环县秦团庄乡卫生院医师。

29.滴虫性阴道炎经验方(董治君)

【方剂】蛇床子30g,苦参30g,五倍子10g,地肤子15g,黄柏15g,枯矾3g。

【功效】清热燥湿止痒。

【主治】滴虫性阴道炎。

【用法】前五味药物煎水去渣,趁热熏洗外阴及阴道,一日2~3次。

30.行经腹痛经验方(董治君)

【方剂】炒山楂20g,当归6g,泽兰6g,白芍5g,胡连3g,木香4g。

【功效】补血活血,行气止痛。

【主治】行经腹痛。

【用法】每日1剂,水煎分两次服。

31.生慧汤治疗更年期综合征(邓富林)

【方剂】熟地30g,山萸肉12g,远志6g,酸枣仁15g,柏子仁15g,茯苓10g,人参10g,石菖蒲6g,白芥子6g。

【功效】补益肝肾,养心安神。

【主治】更年期综合征。

【用法】每日1剂,水煎服。

附:邓富林,生于1974年,毕业于庆阳市卫生学校,1995年参加工作,执业医师,环县天池乡卫生院院长。

儿科部分

32.白芥子敷背治疗小儿支气管炎(李明明)

【方剂】白芥子粉(大约100目)20g,面粉40g,温水(30℃~40℃)适量。

【功效】温肺豁痰利气,散结消肿,通经活络。

【主治】小儿支气管炎。

【用法】上述成分调匀成糊状,在毛巾上涂抹成20㎝×20㎝大小,待其发出芥子辛辣气味即可敷于患儿背部第Ⅰ~Ⅻ胸椎之间,待皮肤发红(一般为10分钟)即可取下,每日1次,3天为1个疗程,一般用1~2个疗程。

【注意事项】(1)6个月以下皮肤细嫩,应根据具体情况减少白芥子粉用量、涂敷面积及敷背时间,2个月以下小儿禁用。(2)心力衰竭等并发症者忌用。(3)局部皮肤有感染或出疹者禁用。(4)严格掌握时间,以皮肤发红为度,防止局部灼伤成水泡。(5)因贴敷出现过敏或不适反应立刻停用。(6)本法为辅助治疗方法,应根据病情以常规治疗为主,一般不单用此法治疗。(7)重视护理,注意观察病情变化,给予高蛋白、高热量、富含维生素、易消化普通饮食或半流质饮食,鼓励多饮水,保持大便通畅。

33.小儿夜尿经验方(曹社宏)

【方剂】鸡肠适量。

【功效】壮阳补肾。

【主治】小儿夜间遗尿。

【用法】将鸡肠用温火置瓦焙干装于胶囊0.3g,一次2粒,一日3次。

附:曹社宏,生于1969年,毕业于甘肃省卫生学校,1991年参加工作,外科主治医师,环县曲子中心卫生院副院长。

34.小儿风疹经验方(敬有聪)

【方剂】大黄5g,蝉蜕5g,板蓝根10g,紫草10g,金银花10g,连翘10g。

【功效】宣散风热。

【主治】小儿风疹。

【用法】煮沸10分钟左右,喝汤,每次20~50ml,一日3次。

五官科部分

35.鼻出血经验方(王世力)

【方剂】鲜小蓟30~50g,茜草(干品)10g,血余炭(头发灰)3g。

【功效】凉血止血。

【主治】鼻出血。

【用法】每日1剂,水煎分两次服。

36.鼻出血经验方(王广林)

【方剂】生地50g,玄参100g,木香150g。

【功效】益气养血止血。

【主治】鼻衄。

【用法】每日1剂,水煎分2~3次服,3剂为1个疗程。

附:王广林,生于1965年,毕业于甘肃省中医学校,1989年参加工作,内科主治医师,环县洪德乡卫生院医师。

37.鼻窦炎经验方(杨旭奎)

【方剂】银花15g,连翘15g,苍耳子9g,薄荷6g,白芷9g,当归9g,辛夷(包煎)9g,白芍9g,生地9g,红花9g,川芎9g,桃仁9g,地龙10g。

【功效】清热解毒,宣通鼻窍,活血化瘀。

【主治】鼻窦炎。

【用法】每日1剂,水煎分两次服。

附:杨旭奎,生于1975年,毕业于甘肃省中医学院,2008年参加工作,甘肃省招聘执业医师,环县罗山乡卫生院医师。

38.桂芍苍芷汤治疗鼻渊(高成)

【方剂】桂枝12g,白芍10g,苍耳子10g,白芷15g,五味子12g,乌梅10g,防风10g,炙草10g。

【功效】祛风散寒,通络止痛。

【主治】外感风寒,鼻渊头痛,遇冷痛甚者。

【用法】水煎服,每日1剂。

附:高成,生于1976年,毕业于甘肃省中医学校,1998年参加工作,中医执业医师,环县耿湾乡卫生院院长。

39.牙痛经验方(慕昊)

【方剂】菊花叶30g,地骨皮30g。

【功效】滋阴凉血,清热止痛。

【主治】牙痛。

【用法】水煎服,每日2~3次。

40.扁桃体炎经验方(王耀邦)

【方剂】板蓝根30g,芦根20g。

【功效】清热解毒。

【主治】扁桃体炎。

【用法】水煎足浴。

附:王耀邦,生于1971年,环县芦家湾乡人,乡村医生,环县芦家湾乡小堡条村卫生所所长。

41.口疮经验方(王耀邦)

【方剂】大天南星30g,焦栀子15g。

【功效】清热解表。

【主治】口疮。

【用法】研末敷足心。

42.复发性口腔溃疡经验方(龚太城)

【方剂】黄连12g,干姜6g,太子参10g,白术10g,茯苓10g,碧玉散〔青黛5g、滑石(包煎)5g〕10g,大青叶10g,甘草10g。

【功效】健脾益气,清热解毒。

【主治】口腔溃疡。

【用法】将上药水煎,每日1剂,分2~3次口服。3剂为1个疗程。服药应忌辛热燥血药物,忌服辛燥饮食。

附:龚太城,生于1966年,毕业于甘肃省中医学校,1989年参加工作,内科主治医师,环县洪德乡卫生院院长。

皮肤科部分

一、皮炎、疱疹、湿疹

43.带状疱疹经验方(胡学良)

【方剂】板蓝根20g,陈皮15g,青皮10g,白术10g,川芎10g,白芍15g,金银花10g,连翘20g,甘草6g。

【功效】清热解毒。

【主治】带状疱疹。

【用法】文火慢煎,水煎服,每日1剂。

【典型病例】患者男,24岁,系环县虎洞乡贾驿村村民,手、背出现大面积疱疹5天余,服此方7剂后治愈。

附:胡学良,生于1971年,环县虎洞乡人,乡村医生,环县虎洞乡魏家河村卫生所所长。

44.阴囊湿疹经验方（苏希勤）

【方剂】金钱草30g，滑石30g，连翘15g，黄柏15g，白鲜皮15g，海桐皮15g，黄芩10g。

【功效】清热泻火，化湿解毒。

【主治】阴囊湿疹。

【用法】水煎洗。

【典型病例】患者男，38岁，系环芦家湾乡井川村农民，阴囊湿疹、溃烂两年余，用此方6剂后治愈。半年余无复发。

45.湿疹经验方（王耀邦）

【方剂】蛇床子30g，苦参30g，苍术15g，苍耳子15g，紫草15g，黄柏20g，地肤子20g，白帆10g。

【功效】清热解毒，燥湿止痒。

【主治】带状疱疹。

【用法】水煎外洗。

二、荨麻疹

46.过敏性荨麻疹经验方（李明明）

【方剂】蛇蜕(煅黄)1g。

【功效】祛风解毒。

【主治】过敏性荨麻疹。

【用法】蛇蜕适量放于两瓦片中间，将瓦片煅烧，致蛇蜕发黄，碾成粉末，过敏性荨麻疹发作时用水冲服1g。

【典型病例】献方者本人小学至高中十余年患慢性过敏性荨麻疹，久治无效，服用蛇蜕散3次后，疾病痊愈，至今未复发。从事医疗工作3年间，治疗数人，疗效反馈良好。

三、扁平疣

47.扁平疣经验方（拓世奇）

【方剂】生地15g，当归10g，川芎10g，桃仁10g，红花10g，苡米15g，板蓝根15g，白附子(先煎)8g。

【功效】活血散瘀，解毒除湿。

【主治】扁平疣。

【用法】每日1剂，水煎分两次服。

【典型病例】患儿14岁，女，颜面出现点状丘疹，表面光亮，偶有瘙痒。诊断为"扁平疣"，予以此方煎服7剂后，丘疹完全消失，部分可见白色脱屑，不留瘢痕和色素沉着。

附：拓世奇，生于1977年，毕业于甘肃省中医学院，2008年参加工作，甘肃省招聘执业医师，中医主治医师，环县虎洞中心卫生院副院长。

48.扁平疣经验方（杨旭奎）

【方剂】野菊花15g，夏枯草15g，皂刺15g，草河车15g，郁金20g，丹参15g，红花15g，牡蛎30g，板蓝根50g。

【功效】清热解毒，除疣散结。

【主治】扁平疣。

【用法】水煎外洗。

49.祛疣青治疗扁平疣（八珠卫生院）

【方剂】鸦胆子适量。

【功效】腐蚀赘疣。

【主治】扁平疣。

【用法】研末醋调外敷。

50.扁平疣验方（龚太城）

【方剂】败酱草30g,木贼30g,香附子30g。

【功效】健脾益气,清热解毒。

【主治】扁平疣。

【用法】水煎取汁外擦,每日3次。

四、疔、肿、疖、毒

51.疖肿经验方（王世力）

【方剂】鲜公英50g,鲜地丁30g,甘草5g。

【功效】清热解毒,消肿散结。

【主治】疖肿。

【用法】水煎内服,取渣外敷。

52.痄腮经验方（周喜鹏）

【方剂】青黛30g,麻油适量。

【功效】清热泻火,凉血解毒。

【主治】痄腮。

【用法】青黛与麻油适量调和,涂于患处。局部溃烂及感染灶禁用。

附：周喜鹏,生于1958年,毕业于庆阳市卫生学校,1977年参加工作,执业医师,曾任环县虎洞中心卫生院院长,现为环县虎洞中心卫生院职工。

53.腮腺炎经验方（王彦权）

【方剂】新鲜仙人掌适量(去刺)。

【功效】清热解毒,散瘀消肿。

【主治】腮腺炎。

【用法】新鲜仙人掌去刺,捣烂,外敷。

54.狂犬拔毒膏（贾海娇）

【方剂】白胡椒15g,生姜5g,凡士林30g。

【功效】祛腐生肌,拔毒。

【主治】猫、狗咬伤、抓伤。

【用法】研及细末,调和外用。如果伤口较大,请在医师缝合后涂于患处,适用于新鲜伤口,对陈旧的伤口也有一定的疗效。

五、手足汗及其他

55.五皮饮加减方治疗皮肤皲裂（丁勇峰）

【方剂】茯苓皮10g,牡丹皮10g,白鲜皮10g,大腹皮20g,生姜皮10g,白芷10g,生地10g,当归15g,川芎10g,炙甘草6g。

【功效】固护卫表,养血和营。

【主治】皮肤皲裂。

【用法】每日1剂,水煎分两次服。

【典型病例】患者女,38岁,系环县虎洞乡金庄塬农民,手足多汗、溃烂两年余,服此方36剂后治愈。半年余无复发。

附:丁勇峰,生于1982年,毕业于甘肃中医学院,本科学历,2007年参加工作,环县虎洞中心卫生院职工。

宁　县

1.低血压经验方（张伟）

【方剂】桂枝 20g，五味子 20g，升麻 15g，炙甘草 15g。

【功效】益气养血，和营通脉。

【主治】主治低血压。属中医的"眩晕"、"虚劳"证范畴。

【用法】水煎服，每日 1 剂，连服 1 周。

【典型病例】患者女，18 岁，2007 年 5 月初诊，经常出现头晕头痛，困倦乏力，失眠烦躁，四肢不温，月经量少，平均月经 1~2 天/次，测血压 70/40mmHg，给予自拟中药桂枝 20g、五味子 20g、升麻 15g、炙草 15g，水煎服，每日 1 剂，连服 1 周，诸症缓解，测血压 90/55mmHg，嘱其照方连服 1 月后随访测血压 105/70mmHg，自诉头晕头痛消失，睡眠佳，月经 35 天/间隔，3~5 天/次，至今无复发。

附：张伟，宁县人，中共党员。行医 20 年，擅长内、儿科的疑难杂症，对颈肩腰腿疼及风湿骨病有独特的见解，中西医结合主治医师，现为宁县中村乡卫生院副院长。

2.白头翁汤（张宁乐）

【方剂】白头翁 9g，黄连 9g，黄柏 9g，陈皮 9g。

【功效】清热解毒，凉血止痢。

【主治】热毒痢疾。腹痛，里急后重，肛门灼热，下痢脓血，赤多白少，渴欲饮水，舌红苔黄，脉弦数。

【用法】上四味药，以水三碗，煮余一碗，温服半碗，不愈续服，黄连去须，黄柏去皮。

【注意事项】忌凉服。

【典型病例】焦某，男，53 岁，南义乡马泉村人，患者腹痛，脓血便，里急后重 5 天余，即服用此方 3 剂，病已痊愈。

附：张宁乐，宁县人，中共党员。行医 20 余年，执业医师，擅长中医内科的疑难杂症，对肝胆病、脾胃病有独特的见解，现为宁县南义乡卫生院院长。

3.百效治带汤（付建基）

【方剂】生山药 30g,生龙骨（先煎）20g,生牡蛎（先煎）20g,海螵蛸 12g,茜草 10g,生薏仁 20g,冬瓜仁 10g。

【功效】补肾去湿。

【主治】妇女带下病（脾虚、肾虚、湿热型皆可加减应用）。

【用法】上药水煎服,生龙骨、牡蛎用时先煎半小时以上,每日 1 剂。

【典型病例】患者女,30 岁,患白带甚剧,在多处治疗一年余无效,后来我处治疗,察脉两尺甚微弱,自称小腹常有冰凉感,遂用此方加鹿角霜 10g、干姜 6g、炒白术 10g,连服 10 剂后,白带量及质等均转为正常。

附：付建基,宁县人,行医 15 年,中医内科主治医师,擅长中医内科的常见病及多发病的诊治,现为宁县早胜镇中心卫生院职工。

4.半夏苦酒汤（许虎）

【方剂】制半夏 10g,苦酒,鸡子清（鸡蛋 1 个）。

【功效】燥湿化痰,清热解毒。

【主治】咽炎、扁桃体炎、咽喉肿痛、咽喉糜烂不能言语,声不出。

【用法】制半夏 10g,水煎 15 分钟,约一碗,去半夏加米醋 50ml,稍加热,加入鸡蛋清,搅匀口服,一日 2 次。

【典型病例】李某,男,20 岁,学生,晨起感觉咽喉疼痛,伴吞咽困难,自服阿莫西林胶囊 0.75g,一日 3 次,效果不明显,因与我为邻居,告之此方,服药一日,咽喉疼痛明显减轻,两天后饮食如常。

附：许虎,宁县人,现为宁县焦村乡卫生院中医科医师。

5.补赤散（王正中）

【方剂】补骨脂 30g,赤石脂 20g。

【功效】补肾助阳,收敛止血。

【主治】妇科出血病（月经过多,人工流产出血,避孕药引起的,放环引起的出血证）。

【用法】上述两药研末冲服,每次 6g,每日 2 次。亦可煎服。

【典型病例】患者女,48 岁,经来无期,出血量多,淋漓不尽,色淡质清,畏寒肢冷,腰膝酸软,小便清长,舌质淡,苔薄白,脉沉迟,西药服多种止血药和消炎药,药效不佳,临床诊断为功能性子宫出血（无排卵型）,给服补赤散 6 剂后月经量明显减少,经期规律,上述肾阳虚及出血症候消失。

附：王正中,宁县人,行医 20 余年,宁县新庄镇中心卫生院新华分院院长,中医内科主治医师,对妇科,内科肠道病、肝胆病有专长。

6.补中益气汤（龚军宁）

【方剂】黄芪 20g,人参 12g,白术

10g,当归10g,陈皮10g,升麻5g,柴胡5g,干姜10g。

【功效】补中益气。

【主治】口腔溃疡反复出现。

【用法】水煎服。

【典型病例】吴会梅,女,60岁,口腔反复发作8年余,每年反复发作十余次不等,多以劳倦为诱因,服药3剂后治愈。

附:龚军宁,宁县人,中共党员,现任宁县南义乡卫生院副院长,擅长中医内科、儿科等病的诊治。

7.产后尿潴留经验方(刘荃娥)

【方剂】人参(另炖)15g,生芪10g,升麻10g,柴胡10g,桂枝10g,制附片(先煎)9g,巴戟天10g,泽泻10g。

【功效】益气,补肾,温阳利水。

【主治】肾气虚所致产后尿潴留。

【用法】人参文火久煎,另炖,制附片先煎,去其峻烈之性,余药共同水煎服,共两煎,取汁,与人参同服,每日两次。并用针灸足三里、三阴交、气海、关元等穴,起到相符相引效果。

【典型病例】患者李某,35岁,产后两天小便点滴不利,下腹胀满,出院后4~5天小便点滴不通,肚腹胀满,即用导尿管保留导尿3天,边服上方,并同时针灸关元、气海、足三里、三阴交,一周后痊愈。

附:刘荃娥,宁县人,妇产科主治医师,宁县早胜镇中心卫生院职工,擅长中医妇科、内科、儿科病诊治。

8.唇风汤(龚八宁)

【方剂】藿香15g,栀子10g,生石膏20g,防风10g,滑石10g,黄芩10g,茯苓10g,砂仁10g,银花10g,甘草6g。

【主治】疏风散邪,清热利湿。

【主治】唇风之风火湿热,外犯唇口型。

【方解】藿香芳香化湿,栀子清热利湿、凉血解毒,生石膏清胃热,防风祛风湿,滑石收敛祛湿,黄芩清热解毒,茯苓健脾渗湿,砂仁行气开胃,甘草解毒通淋,银花清热解毒,诸药合用,共奏清热解毒,健脾利湿之功。

【用法】水煎2次,共计400ml,分早、晚服。

【典型病例】王某,女,18岁,学生,两周前自觉唇周皮肤发痒,继而出现红肿伴烧灼感及疼痛,口服抗菌药未效,遂来我院。查:症状同前,舌红苔黄偏厚,脉数。拟原方5剂而愈。

附:龚八宁,宁县人,宁县盘克镇中心卫生院职工。

9.胆囊炎经验方(邵永奇)

【方剂】柴胡30g,黄芩12g,白芍24g,香附子10g,金钱草15g,陈皮12g,郁金12g,虎杖15g,枳壳10g,甘

10g。

【功效】疏肝理气，消肿散结。

【主治】胆囊炎。

【用法】水煎服，每日1剂。

【典型病例】李某，女，45岁，胆囊炎急性发作，用药后症状消失，后治愈。

附：邵永奇，宁县人，宁县金村乡卫生院职工。

10.胆囊炎、胆结石经验方（索忠）

【方剂】柴胡12g，郁金12g，姜黄10 g，金钱草24g，砂仁10g，川楝子10g，白芍10g，元胡10g，枳壳10g，山楂20g，莱菔子30g，菟丝子10g，甘草6g，细辛3g，鸡内金10g。

【功效】疏肝解郁，化瘀止痛。

【主治】胆囊炎、胆结石。

【用法】每日1剂，水煎，分两次服。

【典型病例】患者王某，男，49岁。患胆囊炎、结石3年余，曾西医治疗效果欠佳，2008年前来就诊，随证脉象，给予以上汤剂10剂，每日1剂，10天后改为空心胶囊装其粉末，每次8粒，口服1个月，至今未发。

附：索忠，宁县人，中共党员，行医14年，中医内科主治医师，擅长内儿科及老年病的中西医结合诊治，现任宁县第二人民医院副院长。

11.吊线风方（刘荃娥）

【方剂】生黄芪10g，羌活10g，防风10g，桔梗10g。

【功效】温经散寒，祛风除湿。

【主治】中风所致口眼歪斜。

【用法】水酒各半煎汤外敷（布包煎）。

【典型病例】王某，38岁，因睡觉时未关窗户，汗出受风，次日晨起既觉口眼歪斜，不能喝水。查：口角向右侧歪斜，方舌，苔薄，脉弦紧，辨证为中风。用上方煎汤外敷，后针灸地仓、颊车、四白穴（左侧脸部），7日后痊愈。

附：刘荃娥，宁县人，妇产科主治医师，宁县早胜镇中心卫生院职工，擅长中医妇科、内科、儿科病诊治。

12.冻疮膏（张世鹏）

【方剂】肉桂15g，紫草15g，木香3g，熟地15g，黄柏30g，炒苍术30g。

【功效】清热、消肿、止痛。

【主治】冻疮。

【用法】混合粉为细末，用适量凡士林混合为软膏。

附：张世鹏，宁县人，中共党员，行医16年，执业医师，擅长中医内科、儿科病诊治。现任宁县焦村乡卫生院坳马分院院长。

13.独活寄生汤（张伟）

【方剂】独活15g，桑寄生15g，葛根

15g,水蛭10g,杜仲10g,牛膝10g,川断10g,狗脊10g,黄精10g,细辛6g,秦艽10g,防风5g,地龙5g,全蝎6g,甘草3g。

【功效】补益肝肾,祛风除湿,活络通痹。

【主治】风湿痹证,属肝肾两亏,气血不足,筋骨失养者。症见腰腿疼痛,屈伸不利或肢体麻痹不仁,疼痛向下肢一侧或双侧放射的腰椎间盘突出症。

【用法】水煎服,每日1剂,连服10剂为1疗程。

【典型病例】患者男,42岁,农民。2005年初诊,患腰腿疼,以下腰部,左下肢疼痛间歇性跛行为主,经核磁扫描腰4、5椎间盘中央突出,给予上方治疗,每日1剂,10剂后患者来诊诉左下肢放射痛及间歇跛行消失,唯有腰背部在劳动后疼痛,照方再服10剂,随诊至今未复发。

附:张伟,宁县人,中共党员。行医20年,擅长内、儿科的疑难杂症,对颈肩腰腿疼及风湿骨病有独特的见解,中西医结合主治医师,现为宁县中村乡卫生院副院长。

14.矾枣散(昔小娟、李明哲)

【方剂】枯矾50g,大枣炭50g,酵母片50g。

【功效】收敛、助消化、解痉。

【主治】婴幼儿脾虚泻泄。

【用法】混合制成细粉,分成150包,每包1g,口服,每次1包,一日2次。取白矾一定量,放入消铁锅或铁勺之类器皿中,加火熔化,熔化过程中,起泡并有气体溢出,待起泡终了再无气体溢出时,即得疏松白色固体的煅白矾,中药名叫枯矾。取大枣150g(干燥者为宜)火烤烘成炭,存性,防暴成炭灰。

附:昔小娟,宁县人,擅长中西医结合诊治内妇科疾病,宁县湘乐镇中心卫生院职工。

李明哲,宁县人,宁县湘乐镇中心卫生院职工。

15.贯众下乳汤(方荣年)

【方剂】贯众20g,红糖40g。

【功效】清热解毒,活血止血。

【主治】产后乳汁不下实热证。

【症候】体质壮实,乳房肿胀疼痛,口臭,便干溲赤,恶露不畅,腹痛,舌红,脉细数。

【用法】水煎温服,每日1剂,一日2次,每次150~200ml。

【典型病例】某女,26岁,产后乳汁不下10天。曾几次投服大补之剂不效。诊见体胖壮实,面红,乳房肿胀疼痛,舌红,脉细数。投服贯众下乳汤2剂奏效,中病即止。

附:方荣年,宁县人,中共党员,

中医内科主治医师,擅长心脑血管病及过敏性疾病的诊治,宁县长庆桥卫生院职工。

16.黄疸经验方(黄效刚)

【方剂】茵陈 15g,车前子 10g。

【功效】清热、利湿、退黄。

【主治】黄疸。

【用法】上述药物沸水泡加白糖代茶饮。

【典型病例】患者女,50 岁,周身皮肤发黄,小便发黄 7 天,服用 15 天后痊愈。

附:黄效刚,宁县人,中共党员,执业医师,现任宁县瓦斜乡卫生院副院长。

17.活血止痛消刺散(贺维宏)

【方剂】血竭 75g,白花蛇 8 条,透骨草 75g,威灵仙 150g,当归 72g,防风 72g,细辛 40g,川芎 72g,秦艽 72g,鸡血藤 75g。

【方解】血竭当归活血,白花蛇解毒,威灵仙祛风散寒,细辛防风秦艽祛风散寒。

【功效】活血止痛,消刺。

【主治】痹证(骨质增生引起的疼痛)。

【用法】研末吞服,一日 3 次,每次 3~5g。

附:贺维宏,宁县人,中共党员,行医 20 余年,内科主治医师,擅长内科、儿科疾病的中西医结合诊治,现任宁县焦村乡卫生院院长。

18.藿紫香砂六君汤(袁贵龙)

【方剂】藿香(后下)6g,紫苏(后下)6g,党参 15g,白术 20g,茯苓 20g,甘草 5g,木香 10g,砂仁 10g,陈皮 10g,半夏 10g,大腹皮 15g,厚朴 10g,海蛸 20g,元胡 10g,公英 30g,白芷 20g。

【功效】健脾益气,行气止痛,制酸和胃。

【主治】胃脘痛,属脾胃虚寒证者。表现为饥饿不适、饱胀嗳气、泛酸等。

【用法】水煎取汁 500ml,分三次口服,每日 1 剂。

【典型病例】王某,男,69 岁,间歇性上腹痛十年余,受凉或食冷饮后发作或加重,按压及热熨则稍缓,时有反酸、纳差,舌淡苔白稍腻,脉弱,遂以本方 15 剂,诸症皆除,后以香砂六君丸善后。

附:袁贵龙,宁县人,中共党员,行医 14 年,骨伤科主治医师,擅长中医骨病诊疗,现任宁县盘克镇中心卫生院副院长。

19.急性咽炎经验方(黄效刚)

【方剂】玄参 3g,麦冬 3g,陈皮 3g,桔梗 3g,甘草 3g,薄荷 3g,胖大海 2 枚。

【功效】清热肃肺,化痰利咽。

【主治】急性咽炎。

【用法】上述药物沸水泡代茶饮。

【典型病例】患者某女,48岁,咽喉肿痛,声音嘶哑3天,服用3天后痊愈。

附:黄效刚,宁县人,中共党员,执业医师,现任宁县瓦斜乡卫生院副院长。

20.健脾消积汤(龚八宁)

【方剂】苍术6g,党参8g,陈皮6g,神曲6g,山楂6g,枳实5g,干姜3g。

【功效】健脾和胃消积。

【主治】小儿消化不良。

【用法】水煎两次,共计200ml,分早、中、晚服。

【典型病例】刘某,男,7岁,曾多次服开胃药未效,诊时见小儿体弱,腹按之软,大便溏,舌淡苔白厚,遂用本方2剂而愈。

附:龚八宁,宁县人,宁县盘克镇中心卫生院职工。

21.颈椎骨质增生经验方(高海峰)

【方剂】地龙24g,龙骨12g,全虫12g,伸筋草24g,葛根12g,丹参24g,牛膝24g,狗脊12g,紫河车24g,白芥子36g,党参24g,鸡血藤24g,土鳖虫12g。

【功效】舒筋活络,祛瘀止痛。

【主治】骨痛症见颈项强直,经按摩后症状才能缓解,舌淡苔薄白,脉沉紧。

【用法】每日1剂。用温水浸泡10分钟后温火煎煮,用水1500ml,煎取500ml,分两次服。

附:高海峰,宁县人,宁县金村乡卫生院职工。

22.纠偏经验方(崔玉高)

【方剂】皂角100g,花椒100g,白附子100g,全虫100g。

【功效】化痰祛风,散寒通络。

【主治】中风,口眼歪斜等(各类面神经麻痹)。

【用法】研磨过筛醋调外敷患处。

【典型病例】胡某,男,57岁,严重面神经麻痹,经多家医院住院治疗无效,求于我外敷月余痊愈。

附:崔玉高,宁县人,中共党员,行医20余年,擅长中医内科疾病的诊治,中医内科主治医师,现任宁县九岘乡卫生院院长。

23.口吃灵(崔玉高)

【方剂】天麻30g,乌药15g,水蛭10g,炙草15,盐酸氯米帕明。

【功效】止痉镇静,理气活血通络。

【主治】各类口吃。

【用法】中药煎服。

【典型病例】本人患口吃数十年,经数十年学习摸索,筛选此方对各类口吃有一定疗效。

附:崔玉高,宁县人,中共党员,

行医20余年,擅长中医内科疾病的诊治,中医内科主治医师,现任宁县九岘乡卫生院院长。

24.溃疡止疼散(汪应祥)

【方剂】白芨30g,枳实30g,痢特灵0.1g(30片)。

【功效】收敛止血,散结止痛。

【主治】胃溃疡、十二指溃疡、胃肠道出血。

【用法】研成细末,早晚空腹口服,每次1g。

附:汪应祥,宁县人,宁县金村乡卫生院职工。

25.立愈汤(胡军锋)

【方剂】何首乌9g,土茯苓30g,天麻6g,当归9g,防风6g。

【功效】温阳、散寒、止痛。

【主治】头痛,不拘正痛,或左或右偏头痛皆效。

【用法】每日1剂,水煎两次约500ml,分两次服。

附:胡军锋,宁县人,宁县焦村乡卫生院坳马分院职工。

26.龙胆泻肝汤(杨晓东)

【方剂】龙胆草6g,黄芩9g,栀子9g,泽泻10g,木通8g,车前子8g,当归6g,生地9g,柴胡6g,生草6g。

【功效】泻肝胆实火,清下焦湿热。

【主治】眼病实火证。

【用法】每日1剂,水煎两次约500ml,分两次服。

【典型病例】齐某,男,50岁,2011年9月21日前来就诊,双眼红肿热痛4天。舌红,苔黄稍腻,脉弦数。诊断,火眼,肝火上炎型,予以清肝胆实火,投龙胆泻肝汤加青箱子、谷精草、密蒙花、虫衣、丹皮、菊花,3剂而愈。

附:杨晓东,宁县人,执业医师,宁县焦村乡卫生院职工。

27.泌尿系结石经验方(黄效刚)

【方剂】海金沙3g,金钱草6g,鸡内金3g。

【功效】清热利湿,通淋排石。

【主治】泌尿系结石。

【用法】上述药物研末,开水调服。每日1剂,分两次服。

附:黄效刚,宁县人,中共党员,执业医师,现任宁县瓦斜乡卫生院副院长。

28.脑血栓1号(付海成)

【方剂】生黄芪30g,当归10g,三七15g,麦冬10g,赤芍15g,红花10g,桃仁10g,地龙10g,水蛭5g,丹参20g,川芎30g,冰片3g。

【功效】活血化瘀,益气养阴。

【主治】脑梗死、血瘀证。

【用法】水煎服,每日3次,1~3个月为1疗程。

【典型病例】患者王某,63岁,头疼头晕,手指麻木,经核磁共振诊断为脑梗死,用此方治疗后症状消失。

附:付海成,宁县人,宁县金村乡卫生院职工。

29.祛黄特效方(苏安平)

【方剂】柴胡10g,龙胆草10g,厚朴10g,陈皮10g,白芍6g,当归6g,车前子10g,郁金10g,白术10g,茵陈20g,黄芪15g,黄柏5g,木香6g,生姜3g,神曲10g,炙甘草6g。

【功效】运脾化湿,清热利胆退黄。

【主治】黄疸、肝胆湿热(甲型肝炎)。

【用法】水煎两次,共约400ml,分两次服。

附:苏安平,宁县人,执业医师,宁县盘克镇中心卫生院职工。

30.乳康安汤(米桥卫生院)

【方剂】柴胡15g,白芍24g,枳壳10g,川芎10g,陈皮10g,甘草6g,蒲公英15g,川续断15g,冬瓜蒂10g。

【功效】疏肝理气,消肿散结。

【主治】乳腺炎、乳腺增生肝气郁结型。

【用法】水煎服,每日1剂,分两次服,每疗程7剂。6疗程可愈。

【典型病例】李某,女,45岁,双侧乳腺肿块5年,2010年入院治疗,治疗5个疗程,病愈。

31.乳消汤(王涛)

【方剂】柴胡12g,青皮12g,川楝子12g,夏枯草12g,浙贝母12g,赤芍12g,红花12g,丹参15g。

【功效】疏肝理气,化痰散结,活血祛瘀。

【主治】乳癖病(乳腺增生)。

【用法】上药煎服,煎取200ml分两次服,每日1剂。

附:王涛,宁县人,中共党员,行医20年,中医内科主治医师,擅长心脑血管疾病的诊治,现任宁县第二人民医院中医科主任。

32.芍药甘草汤(许虎)

【方剂】白芍15g,炙甘草10g。

【功效】缓急止痛。

【主治】胃肠道、软组织、骨关节疼痛。

【用法】水煎服,每日1剂,分两次服。

【典型病例】李某某,男,50岁,左膝关节,肩痛行动障碍,脉弦细数,苔红少苔,此为肝血不能荣筋所致,用白芍24g、甘草12g,服3剂,关节肿痛缓解,继服4剂后,肿胀消失,疼痛感消失。

附:许虎,宁县人,现为宁县焦村乡卫生院中医科医师。

33.习惯性便秘经验方（昔小娟、李明哲）

【方剂】生白芍 24~45g，甘草 12~15g。

【方解】酸甘化阴。

【主治】燥热，气滞及血虚型便秘。

【用法】水煎服，一日 1 剂或一周 1 剂，以使大便通畅为度。

【加减】兼阴虚者加阿胶 18~30g，原方去甘草。兼气虚者加黄芪 15~30g、党参 15~30g、山药 15~30g。兼热甚者加柴胡 10~15g、黄芩 15~20g。以上均系成人量。水煎服，一日 1 剂或一周 1 剂，以使大便通畅为度。

34.身痛逐瘀汤（杨晓东）

【方剂】地龙 10g，桃仁 10g，红花 9g，当归 10g，川芎 6g，秦艽 6g，羌活 10g，没药 6g，五灵脂 10g，香附 10g，牛膝 10g。

【功效】活血行气，祛瘀通络，痛痹止痛。

【主治】适于肩痛、臂痛、腰疼、腿疼、周身痛。

【用法】五灵脂醋制，当归黄酒炒，桃仁去尖去皮，冷水煎服，每日 1 剂，分两次服。

【典型病例】吕某，女，75 岁，2011 年 9 月 7 日，全身关节疼痛剧烈，遇寒加重。今查，双手小关节和双膝关节严重变形，舌暗，舌下脉络迂曲，苔薄白，脉沉紧。中医诊断痹症，气血瘀阻经络；西医诊断：股性关节炎。给予身痛逐瘀汤加芍药草汤疗效显著，3 剂痛止，6 剂半年未复发。

【加减】腰痛伴肢体麻木者可加伸筋草、鸡血藤、桑寄生等。

附：杨晓东，宁县人，执业医师，宁县焦村乡卫生院职工。

35.升清降浊益气活血汤（方天明）

【方剂】半夏 15g，白术 15g，陈皮 20g，茯苓 20g，天麻 10g，葛根 30g，黄芪 30g，红花 10g，丹参 15g，地龙 15g，当归 20g，水蛭 6g，生姜 10g，大枣 3 枚，甘草 6g。

【功效】升清降浊，化痰健脾，益气活血。

【主治】眩晕（痰湿阻滞、清阳不升、淤血阻脉型），证见眩晕耳鸣、跌倒发作、视力模糊、健忘、失语、舌淡苔厚腻、脉沉弦等。

【用法】每日 1 次，水煎两次混匀，分早晚两次服。

附：方天明，宁县人，中共党员，行医 30 年，中医内科副主任医师，擅长心脑血管疾病及脾胃病的诊治，现任宁县平子镇卫生院院长。

36. 生莱菔汁（昔小娟、李明哲）

【方剂】生莱菔 1500~2000g。

【功效】化积滞、散瘀血。

【主治】血崩症。

【用法】将莱菔用清水洗净，切成细丝，用纱布包紧压榨取汁 250~300ml，加入白糖 30g 为一次量，搅匀后燉热温服，早晚各 1 次。

【典型病例】李某，女，24 岁。患者月经不规则，每次月经来潮开始三天少腹剧痛，血量少，色黑带块，至第 6 天则腹痛剧增，大出血不止。经西医打止血针无效，随即改用生莱菔汁治疗，服药后半小时见血止大半，次早已完全止血而告痊愈。

37. 加味寿胎丸（刘荃娥）

【方剂】菟丝子 30g，阿胶（烊化）10g，寄生 10g，炒川断 15g，焦杜仲 15g，焦地榆 10g。

【功效】补肾益精，养血安胎。

【主治】主治肾虚引起的胎漏、胎动不安（即先兆流产）。

【用法】杜仲用盐水烧焦，地榆炒焦用，川断盐炒上药除阿胶外（阿胶烊化，以水煎服，每日 3 次）。

【典型病例】刘某，近一周自觉腰颈酸软，下腹坠痛，近两日无明显诱因又出现阴道少量出血，色淡黯。诊舌淡、苔白、脉沉滑尺弱，以上方服之 5 剂痊愈。

38. 通络活血汤（梁孝荣）

【方剂】天麻 10g，钩藤 15g，云苓 15g，桑寄生 15g，杜仲 15g，牛膝 15g，葛根 30g，何首乌 15g，桃仁 10g，红花 10g，赤芍 15g，黄芪 12g，当归 15g，川芎 15g，地龙 12g。

【功效】补益肝肾，活血通络。

【主治】眩晕（脑供血不足引起的头痛，头晕及记忆力减退）。

【用法】水煎服，每日 1 剂，分两次服，15 日为 1 疗程。

【典型病例】患者胡某，71 岁，头疼头晕 1 年，经多普勒超声诊断为脑供血不足，经此方治疗后效果显著。

附：梁孝荣，宁县人，宁县金村乡卫生院职工。

39. 顽固性头痛经验方（黄效刚）

【方剂】川芎 3g，全蝎 2g，地龙 2g，甘草 3g。

【功效】行气活血，通络止痛。

【主治】顽固性头痛。

【用法】上述药物研末，用黄酒调服。每日 1 剂，分两次服。

附：黄效刚，宁县人，中共党员，执业医师，现任宁县瓦斜乡卫生院副院长。

40. 胃癌灵（崔玉高）

【方剂】半枝莲 15g，白花蛇草 15g，铁树叶 15g，

【功效】清热解毒,软结散瘀,止痛。

【主治】各类胃癌。

【用法】每日1剂,水煎空腹口服,分三次服,每次300ml。

附:崔玉高,宁县人,中共党员,行医20余年,擅长中医内科疾病的诊治,中医内科主治医师,现任宁县九岘乡卫生院院长。

41. 胃溃疡经验方(黄效刚)

【方剂】白芨6g,乌贼骨3g。

【功效】收敛止血,制酸止痛。

【主治】胃溃疡。

【用法】上述药物研末,用米汤调服。每日1剂,分两次服。

附:黄效刚,宁县人,中共党员,执业医师,现任宁县瓦斜乡卫生院副院长。

42. 消渴膏(王东模)

【方剂】人参50g,葛粉100g。

【功效】益气生津,养阴消热除烦。

【主治】消渴(上消)之烦渴引饮。

【用法】以猪汤一升,入药二钱,蜜二两,慢熬至三合,状如黑锡,以并可收之,每夜一匙含咽。

【典型病例】张某,男,52岁,农民,3年前始觉口干舌燥,多饮多食,经当地医院化验检查,空腹血糖8.9mmol/L,诊断为糖尿病,长期控制饮食,服用二甲双胍,然效果不佳,今来我处求治中医疗法,现烦渴多饮,口干舌燥,尿量频多,舌边尖红,舌苔薄,脉洪数,予以此膏,服用5天后,口渴多饮大减,后继服。

附:王东模,宁县人,中医执业医师,宁县新庄镇中心卫生院职工。

43. 小儿腹泻灵(崔玉高)

【方剂】力参5g,木香3g,山楂10g,白术5g,吴茱萸5g,五味子5g,肉豆蔻5g,破故纸5g,鸡内金5g,砂仁5g,米壳3g,干姜3g,赤石脂3g,甘草3g。

【功效】健脾益气,消食化滞,温中散寒,收敛止泄。

【主治】小儿各类严重腹泻。

【用法】水煎服,每日1剂,分两次服。

附:崔玉高,宁县人,中共党员,行医20余年,擅长中医内科疾病的诊治,中医内科主治医师,现任宁县九岘乡卫生院院长。

44. 加味小青龙汤(袁贵龙)

【方剂】细辛3g,干姜15g,炙麻黄10g,白芍10g,桂枝10g,半夏10g,炙五味子15g,西洋参20g,苏子10g,白芥子10g,炒莱菔子10g,厚朴10g,炙杏仁10g,款冬花15g,炙紫菀15g。

【功效】镇咳化痰,宣肺平喘。

【主治】痰湿壅肺之喘证、痰饮。症见咳喘痰多,甚则不能平卧。

【用法】水煎取汁500ml,分3次口服,每日1剂。

【典型病例】刘某,女,54岁,每因受凉后长期咳喘,发作时常住院治疗,始能缓解,本次因汗出饮凉,出现咳喘气短,张口抬肩,不能平卧,住院期间除消炎、止咳平喘等对症治疗外,中医辨为"喘证、痰湿壅肺证",同时拟本方3剂,药后喘平咳止,又以本方化裁服10余剂,痊愈出院。

附:袁贵龙,宁县人,中共党员,行医14年,骨伤科主治医师,擅长中医骨病诊疗,现任宁县盘克镇中心卫生院副院长。

45.毒蛇咬伤经验方(赵鹏)

【方剂】鲜品一支箭15~30g。

【功效】清热解毒,消肿止痛。

【主治】毒蛇咬伤。

【用法】一支箭15~30g,水煎两次,一日1剂,分两次服用,小儿酌减;外用鲜品适量,捣烂外敷创口,一日1~2剂,至愈。

附:赵鹏,宁县人,中共党员,行医20余年,中医内科主治医师,擅长老年病、消化病的诊治,宁县长庆桥镇卫生院职工。

46.面神经麻痹经验方(李恒)

【方剂】当归10g,肉桂10g,延胡索10g,全蝎3g。

【功效】温经散寒,祛风通络。

【主治】面神经麻痹,属风寒阻络型。

【用法】取上药加水500ml,浸泡30分钟,用武火煎沸,再用文火煎煮20分钟左右,至剩余药汁大约150ml。如法一剂共煎两次,合之分两次服用,每次加服全虫(研粉)1.5g,用药汁冲服,每日1剂。

【典型病例】张×,女,28岁,工人。自述病史一月余,因感冒后口眼向右侧歪斜,给予西药治疗未见好转。观病可见左侧面部肌肉松弛,鼻唇沟消失,鼓腮漏气,眼睑闭合不紧,口角向右侧歪斜。服此方配合针灸,6剂后,继续针灸月余,所患疾病尽除,五官复正。

附:李恒,宁县人,执业医师,宁县早胜镇中心卫生院职工。

47.斩毒剑、云南白药(苏安平)

【方剂】蒲公英30g,紫花地丁15g,银花15g,连翘10g,野菊花10g,乌蛇10g,丹参10g,丹皮10g,云南白药粉(适量)。

【功效】清热解毒,活络止痛。

【主治】缠腰火丹、带状疱疹热毒炽盛型。

【用法】(1)"斩毒剑"冷水侵30分钟,煎两次共计400ml,分两次服,每日1剂。(2)按疱疹面积大小取适量云南白药粉+白酒（45°以上）调成糊状，敷于患处，约铜钱厚，日涂1次，至愈为度。

【典型病例】某女，50多岁，农民，腰部"带状疱疹"，经用上法7日而愈，未遗留后遗神经痛。

48.支气管炎（黄效刚）

【方剂】桑白皮15g，麦冬10g，陈皮10g，竹茹10g，桔梗15g，甘草6g。

【功效】清热化痰，润肺止咳。

【主治】痰热扰肺引起的支气管炎。

【用法】水煎服，每日1剂，分两次服。

附：黄效刚，宁县人，中共党员，执业医师，现任宁县瓦斜乡卫生院副院长。

49.止泻汤（昔小娟、李明哲）

【方剂】葛根3~6g，茯苓5~10g，藿香3~6g，石榴皮6g，青黛2g，草蔻2g，乌梅5~10g，白术10g，板蓝根15~20g。

【功效】温补脾肾，涩肠止泻。

【主治】腹泻、脾肾两虚型。

【用法】水煎服，每日1剂，分两次服。

50.治疗荨麻疹外洗方（昔小娟、李明哲）

【方剂】夜交藤200g，苍耳子100g，白蒺藜100g，白鲜皮50g，蛇床子50g，蝉蜕20g。

【功效】祛风除湿。

【主治】荨麻疹。

【用法】加水7大碗，煎开20分钟，趁热先熏洗，候温用旧布浸药液外洗患处。药液放阴凉处，用时煮热，每剂可洗3~5次。

51.治腰痛方（勾文学）

【方剂】肉桂20g，吴茱萸20g，花椒20g，生姜20g，葱白3节。

【功效】温中散寒止痛。

【主治】腰痛寒湿型，腰部重着冷痛，甚至疼痛不能屈伸转侧，遇阴雨、气候寒冷则疼剧，卧床休息疼痛不减者。

【用法】每日1剂，水煎分两次服。

【典型病例】患者高某，男，40岁，反复腰痛，每遇天阴下雨或寒冷时加重，不能屈伸，畏寒，肢冷，用本方治疗两次后疼痛明显减轻，三次后腰痛消失。

附：勾文学，宁县人，中共党员，行医20余年，中医内科副主任医师，擅长心血管及内儿科疾病的诊治，现任宁县中村乡卫生院院长。

52.眩晕经验方（龚军宁）

【方剂】党参10g，白术10g，茯苓10g，熟地12g，当归10g，白芍10g，川芎5g，甘草3g，生姜3g，大枣3枚。

【功效】益气补血，理气和中。

【主治】眩晕、气血亏虚型。

【用法】水煎服。

【典型病例】赵振岩,男,58岁。2011年10月份以来经常眩晕,温劳即发,神倦乏力,少气懒言,面少华色,心悸失眠,饮食减少,一日1剂,一周后,患者症状消失得以缓解。

附:龚军宁,宁县人,中共党员,现任宁县南义乡卫生院副院长,擅长中医内科、儿科等病的诊治。

53.自拟乳痈散结方(勾文学)

【方剂】蒲公英30g,瓜蒌30g,白芷9g,连翘9g,炙穿山甲9g,赤芍12g,红花9g,夏枯草9g(已溃破去穿山甲加当归、天花粉各30g)。

【功效】清热解毒,软坚散结,消肿止痛。

【主治】急性乳腺炎、乳腺增生症。

【用法】每日1剂,水煎,分两次服。

【典型病例】患者王某,女,24岁,产后两月余,哺乳期两胁窜痛,乳房肿痛,乳汁分泌不畅,伴恶寒、头痛、胸闷不舒,舌苔黄腻,脉弦数,嘱咐上药两剂后症状明显减轻,三剂后症状消失。

54.痤疮净(崔玉高)

【方剂】黄连10g,山栀子10g,龙胆草10g,苦参15g,当归15g,生地30g,丹皮10g,川芎10g,白附子10g,僵虫10g,白芷10g,白蒺藜15g,全虫5g,蝉衣10g,升麻10g,柴胡10g。

【功效】清热解毒,活血通络,化痰祛风。

【主治】各类痤疮。

【用法】中药煎服,饭后口服,一日3次,每次500ml。

附:崔玉高,宁县人,中共党员,行医20余年,擅长中医内科疾病的诊治,中医内科主治医师,现任宁县九岘乡卫生院院长。

55.自拟远赭槟沉汤(索忠)

【方剂】陈皮10g,半夏12g,远志10g,代赭石10g,沉香(冲服)5g,桔梗10g,紫苏10g,柴胡10g,贝母10g,黄精10g,丹参10g,甘草6g,竹茹10g。

【功效】利肺降逆,化痰止咳。

【主治】咳嗽。

【用法】水煎分服。

【典型病例】张某某,男,57岁,干部。受凉后发咳嗽1月余,服中药及肌注青霉素无效。现咳嗽,吐黄稠黏痰,早晚或气味刺激时咳剧,胸痛、口干口,喜冷饮、汗出,不恶寒发热,舌苔薄黄、脉滑,诊断为慢性支气管炎急性发作。处方:桑叶10g、菊花10g、杏仁10g、桔梗8g、芦根15g、远志10g、代赭石15g、浙贝10g、矮地荣15g,水煎服,连服7剂,病愈。

附:索忠,宁县人,中共党员,行医14年,中医内科主治医师,擅长内儿科及老年病的中西医结合诊治,现任宁县第二人民医院副院长。

56.慢性胆囊炎经验方（李怀民）

【方剂】柴胡15g，香附25g，白芍25g，黄芩10g，制半夏10g，枳实10g，大黄10g，乌梅20g，玉片15g，威灵仙30g，金钱草15g，栀子10g，郁金10g，鸡内金15g，木香10g，茵陈10g，龙胆草10g。

【功效】疏肝健脾，清热利湿，消炎利胆。

【主治】慢性胆囊炎。

【用法】水煎服。

【加减】疼痛甚者加元胡、川楝子各15g，呕吐明显者加生姜、竹茹各10g。

【典型病例】患者男，28岁，患胆囊炎已2年余，现症：右胁部胀痛，脘闷腹胀，胃纳欠佳，厌油腻，小便淡黄，大便欠畅，头晕、眼差、身倦神疲，心烦易怒，舌红苔薄腻，舌边有瘀点，脉弦滑。查肝功：总胆红素35.4μmol/L，结合胆红素23μmol/L，谷丙转氨酶76U/L，HBSAg（-）；B超提示胆囊炎。诊为慢性胆囊炎，证属湿热蕴结，瘀热内阻。拟胆囊炎方治疗半月，临床痊愈，随访1年未发。

附：李怀民，宁县人，中共党员，行医28年，中医内科副主任医师，擅长心内科，肝胆及老年病的诊治，现任宁县第二人民医院门诊部主任。

庆 城 县

内科部分

一、胃炎、胃溃疡

1.立止胃痛丸（杨积茂）

【方剂】当归30g，白芍30g，木香24g，沉香24g，白蔻24g，厚朴24g，甘草24g，肉桂24g，丁香30g，青皮30g，台乌30g，陈皮30g，香附30g。

【功效】温中暖脾，理气止痛。

【主治】慢性胃炎，消化性溃疡等症。

【用法】共研细末，制水丸。每服10g，每日3次。

【典型病例】张××，慢性胃炎病史10年，近因食生冷胃炎复发。服立止胃痛丸10g，日服3次，连服3天后，胃痛消失，续服2月，随访半年病情无复发。

附：杨积茂，生于1935年，庆城县人，中共党员。出身于中医世家，从医50余年，擅长内、妇科的疑难杂症，对肝胆病、脾胃病有独特的见解，现为庆城县中医院名誉院长，中医内科副主任医师，全省名中医。1999年聘为甘肃省名老中医师带徒老师。

2.胃痛验方（杨德祥）

【方剂】苍术15g，山栀6g，川芎10g，建曲10g，香附15g，蒲公英15g，黄连10g，海螵蛸15g，当归10g，白芍10g，桂枝10g，黄芪15g，柴胡15g，甘草6g。

【功效】燥湿清热，理气止痛。

【主治】急、慢性胃炎，胃溃疡、十二指肠炎、十二指肠溃疡。

【用法】每日1剂，水煎分3次服。

【典型病例】薛××，男，30岁，慢性胃炎3年。近日饮酒后，胃痛发作伴泛酸、腹胀，服胃必治、甲氰咪呱3天，效果不显，遂投服胃痛验方3剂，服2剂后，胃痛大减，续服5剂，病愈随访半年无复发。

附：杨德祥，生于1957年，庆城县人，中共党员。现为庆城县岐伯中医院院长,中医内科副主任医师,杨氏出身于中医世家,自幼随父习医,得以真传,尤擅长肝胆病、妇科病的诊治。著有《岐伯与庆阳》并发表论文10余篇。1999年选为甘肃省第二批名中医师带徒继承人。2006年评为庆阳市名中医。

3.降逆和胃汤(詹正明)

【方剂】半夏10g,厚朴12g,枳实10g,白芍15g,佛手12g,乌贼骨15g,柴胡10g,白术15g,蒲公英20g,元胡12g,五灵脂10g,苏梗10g,代赭石12g,山栀10g。

【功效】和胃降逆,化痰解郁。

【主治】反流性胃食管病。

【用法】每日1剂,水煎分两次服。

【典型病例】杨××,男,42岁,工人。胃痛5年,时有发作,此次发病持续半月,胃脘疼痛、烧灼、痞闷胀重,反胃,泛酸,舌淡少苔,脉弦。治以:和胃降逆,化痰解郁,制酸健脾。用上方5剂,二诊,自觉胃脘痛、烧灼、痞闷,泛酸均明显减轻,时有口干,继用上方加麦冬10g,继服10剂,痊愈。随访半年未复发。

附:詹正明,生于1956年,庆城县人,中共党员。现为庆城县岐伯中医院内科副主任医师,从医30余年,擅长脾胃病及心脑血管病的中医治疗。2002年选为甘肃省第三批名老中医师带徒继承人。

4.胃萎灵汤治慢性萎缩性胃炎(王盛麟)

【方剂】乌梅肉6g,炒白芍10g,北沙参10g,麦冬10g,石斛10g,丹参10g,生麦芽10g,炙鸡内金5g,炙甘草3g,玫瑰花3g。

【功效】滋养胃阴,疏肝柔肝。

【主治】慢性萎缩性胃炎或溃疡病并发慢性胃炎久而不愈、胃酸缺乏者。

【用法】每日1剂,水煎分两次服。

【典型病例】卜××,男,38岁,胃痛5~6年,时时发作,此次发作持续两周不已。上脘部疼痛,痛势烧灼如辣,有压痛,自觉痞闷胀痛,纳食不多。证属:胃阴耗伤,胃失濡润,而致纳运不健,胃气失和。予本方3剂,脘痛灼热痞胀等症均止,舌苔新生,唯入晚胃脘部微有闷感,原方再服3剂,症状消失。

附:王盛麟,生于1966年,庆城县人,甘肃中医学院毕业,民盟成员,现为庆城县岐伯中医院副院长,中医内科主治医师,对内科肠道病、肝胆病有专长。

5.百合汤治慢性胃炎(曹平涛)

【方剂】百合30g,良姜30g,香附30g,乌药10g,丹参30g,砂仁4g,细辛4g。

【功效】温胃,益气,止痛。

【主治】虚寒性胃痛。

【用法】每日1剂,水煎分两次服。

【典型病例】夏××,女,52岁,胃痛6年。胃镜提示:慢性萎缩性胃炎。中医辨证:脾胃虚寒。服上药30剂,症状消失。复查胃镜:浅表性胃炎。

附:曹平涛,生于1965年,庆城县人,现任庆城县人民医院中医科主任,中医内科主治医师。擅长中医内科、妇科等病的诊治。

6.香金丹砂汤治疗急、慢性胃痛(张雄虓)

【方剂】丹参30g,金铃子10g,元胡10g,砂仁10g,白芍15g,甘草6g,檀香5g,沉香3g,生姜3g。

【功效】行气化瘀,温中散寒止痛。

【主治】急、慢性胃痛。

【用法】每日1剂,水煎分两次服。

【辨证加减】食积者加山楂、莱菔子、建曲;胁痛者加香附、柴胡;便血加白芨、三七;气虚者加党参、黄芪;恶心者加半夏、竹茹;泛酸者加海螵蛸、煅瓦楞子。

附:张雄虓,生于1969年,现任庆城县桐川中心卫生院惠家庙分院院长,医师。

7.消溃乌贼汤治胃、十二指肠溃疡(练生儒)

【方剂】乌贼骨60g,白芨30g,枳实30g,加痢特灵20片。

【功效】益胃健脾。

【主治】胃、十二指肠溃疡。

【用法】研细末每服9g,每日3次。

【典型病例】陈××,女,68岁,汉族,1978年确诊胃溃疡,服药则减轻,停药则依旧。于1980年6月溃疡病复发,口吐黑水,胃疼,胃胀,纳差,全身不适,服用上方后自感症状减轻,连服4个月后,症状消失,食欲增加。继服1年,未曾复发,3年后复查治愈。

附:练生儒,生于1956年,庆城县人,中共党员。现在庆城县蔡家庙卫生院工作。

8.胃、十二指肠溃疡验方(魏正广)

【方剂】鸡蛋壳30个炒焦研成粉、面粉250g炒焦。

【功效】益胃健脾消积。

【主治】胃、十二指肠溃疡。

【用法】一起拌匀,早晚饭前用。开水冲服,一次6g(约半汤匙),一日2次。

附:魏正广,生于1962年,庆城县驿马镇人,中共党员。毕业于甘肃省中医学校,现为庆城县驿马镇上官村卫生所村医,全省乡村名中医。

9.慢性胃炎验方(魏正广)

【方剂】海螵蛸50g,浙贝母30g,煅

瓦楞30g,三七30g,白芨30g。

【功效】制酸益胃。

【主治】慢性胃炎。

【用法】共研细末,每次服9g,一日3次。

10.溃疡散治胃、十二指肠溃疡（宋怀刚）

【方剂】海螵蛸60g,益母草30g,桔梗30g,香附30g,白术30g,木香30g,白及30g,煅瓦楞60g,砂仁30g,蒲黄30g。

【功效】疏肝理气,制酸益胃。

【主治】证属肝郁气滞,肝胃不和的胃及十二指肠溃疡。

【用法】共为细末,每次服10g,每日2次或装入空心胶囊照量服用。

【典型病例】梅××,男,42岁,1998年6月来诊。自述于1998年3月起,时有心窝痛,恶心,胀满不舒,近3天来疼痛明显加重,饥饿时更疼,两天来大便变黑。口服西药胀痛不减,来诊,其脉数,舌苔微黄,口微干,两肋不舒。此证属:肝胃郁热所致。投上方加黄连10g、丹皮10g,服4剂后,舌苔淡白,病人胀满减轻,查大便潜血:阴性,减丹皮、黄连,继服11剂后,诸证消失,1年后随访未复发。

二、肝炎、肝硬化、腹水

11.肝炎经验方1（杨积茂）

【方剂】茵陈30~45g,车前子10~15g,板蓝根10~15g,焦山楂10~12g,甘草6~10g。热盛者加败酱草15g、蒲公英15g;湿盛者加藿香10g、川朴10g。

【功效】清热解毒,利湿退黄。

【主治】急性病毒性肝炎。

【用法】每日1剂,水煎分3次服。

【典型病例】卫××,男,17岁,1983年10月5日入院证见：目轻黄,尿深黄,苔薄白,脉弦滑,肝功能：GPT：300U/L,总胆红素：45μmol/L,西医诊断：急性病毒性肝炎（黄疸型）。中医证属：黄疸湿热内蕴。方用该方,连服12天,黄疸消退,症状消失,20天复查肝功正常。

12.肝炎经验方2（杨积茂）

【方剂】柴胡15g,茵陈15g,板蓝根15g,焦山楂12g,陈皮10g,连翘15g,甘草6g。

【功效】清利湿热,疏肝和胃。

【主治】慢性病毒性肝炎（无黄疸型）。

【用法】每日1剂,水煎分3次服。

【典型病例】田××,男,35岁,慢性肝炎病史5年,近因肝功能异常入院,GPT：325U/L,白蛋白35g/L,球蛋白30g/

L。西医诊断：慢性病毒性肝炎（乙型、中度）。中医证属：肝脾失调，湿邪困阻。投以该方，连服20剂，食纳精神正常，肝功能正常出院。

13.肝炎经验方3（杨积茂）

【方剂】柴胡15g，丹参15g，白芍15g，桃仁10g，红花10g，川芎10g，香附10g，枳壳10g，陈皮10g，土鳖虫6g，佛手15g，甘草6g。

【功效】解郁活络，扶正养阴。

【主治】慢性病毒性肝炎（轻、中度）。

【用法】每日1剂，水煎分3次服。

【典型病例】贾××，男，47岁，农民，1977年8月8日初诊。因上腹部隐痛1年余，证见：乏力，纳差，胁痛面灰，舌红，苔薄白，脉沉弦，肝功GPT210U/L，白蛋白：38g/L，球蛋白：32g/L。西医诊断：慢性活动性肝炎，中医证属：肝气郁结，气滞血瘀，方用该方，共服104剂后诸证消失，肝功正常，后以逍遥丸继续调理而愈。

14.软肝化症汤（杨积茂）

【方剂】当归10g，泽泻10g，鸡内金10g，白芍20g，淮山药20g，丹参20g，姜黄20g，茵陈20g，板蓝根20g，茯苓15g，三七（冲）6g。

【功效】逐水化瘀，补益脾肾，养血疏肝。

【主治】肝硬化腹水。

【用法】每日1剂，水煎分3次服。

【典型病例】王××，男36岁，干部。1988年9月因确诊为肝硬化住院治疗2个月无效，于同年12月18日来诊。患者半年前因腹胀，食少，右胁下疼，经某医院诊断为"慢性肝炎"，间断服用肌苷、齐墩果酸片等西药无效，自觉腹部隆起，食后腹胀更甚，倦怠乏力，大便稀，小便量少。西医诊断肝硬化腹水，中医证属：举证，脾肾阳虚型。服基础方20剂后，腹水基本消退，精神、食欲好转，余症均有不同程度减轻。再按基础方服10剂，复查肝功基本正常，蛋白已不倒置。继以益气健脾温肾法治之，方用香砂六君汤加温肾之品以巩固疗效。迄今已20余年未见复发，仍坚持工作。

15.保肝解毒丸（杨德祥）

【方剂】制附片30g，桂枝200g，肉桂100g，女贞子200g，茯苓200g，柴胡150g，甘草90g，黄芪200g，丹参200g，白芍150g，蜈蚣45条，虎杖120g，贯众150g，香附150g，苍术150g。

【功效】温阳益气，解毒护肝。

【主治】慢性乙肝病毒携带者，慢性轻度肝炎。

【用法】制水丸，每次10g，每日3次，口服。

【典型病例】蔡××,男,38岁,慢性乙肝病史6年,近日因纳差、胁痛就诊查肝功:GPT:150U/L;A:40g/L,G:30g/L。乙肝三系:表面抗原阳性,e抗原阳性,核心抗体阳性。B超提示:肝光点增粗。脾略厚,投以保肝解毒丸,连服8个月后,复查:肝功正常,e抗原转阴。

16.康肝散（杨德祥）

【方剂】高丽参60g,三七100g,鳖甲150g,桃仁60g,川芎60g。

【功效】软肝、散结、活血。

【主治】慢性（轻、中度）肝炎。

【用法】共为细末（或装入胶囊）,每次5g,每日3次,口服。

【典型病例】吴××,男,42岁,慢性乙肝病史7年。近日因胁痛腹胀就诊,查肝功:GPT:140U/L;A:30g/L,G:28g/L。乙肝三系:表面抗原阳性;e抗原阳性;核心抗体阳性。B超提示:肝光点增粗,脾明显增厚。投以康肝散,连服6个月后,复查肝功正常,e抗原转阴。

17.消症利水汤（杨德祥）

【方剂】柴胡9g,茵陈20g,丹参20g,莪术15g,党参15g,炒白术20g,炙黄芪20g,淫羊藿20g,醋鳖甲30g,五味子15g,大腹皮20g,茯苓20g,猪苓20g,泽泻20g,白茅根20g。

【功效】培补脾肾,祛瘀化症,利水消肿。

【主治】肝硬化代偿失调所出现的水肿膨胀、肝脾肿大。

【用法】每日1剂,水煎分3次服。

【典型病例】李××,男,33岁,某电厂职工。1986年4月诊断为乙型肝炎、早期肝硬化,曾两次因病情恶化出现腹水、吐血住院抢救。1988年元月又因大量吐血和肝硬化腹水住进某医院经住院治疗3个月之久,病情未见明显好转。来我院就诊,治以消症利水汤,配以舒肝消积丸,连续服3个月,腹胀腹水消除,诸症悉减,肝功能已接近正常。身体无任何不适。现已恢复工作。

三、胆囊炎、胆结石

18.加味五金汤（詹正明）

【方剂】金钱草30g,海金砂15g,鸡内金10g,金铃子10g,川郁金10g,石苇12g,瞿麦15g,车前子（包）10g。

【功效】清热利胆,化结排石。

【主治】肝胆结石,尿路结石,以及肝炎、胆囊炎、肾炎、肾盂肾炎、膀胱炎等。

【用法】每日1剂,水煎分两次服。

【典型病例】林××,男,60余岁,1984年8月就诊。患胆囊结石4年,经常右胁部胀痛,多在清晨四五点。小便经常色黄如茶。因年老不愿手术,前来求治。鉴其以往多服西药,目前症状为胁痛,小便黄,乃处以加味五金汤治之。连服20剂而愈。

19.五金利胆汤（赤城卫生院）

【方剂】柴胡15g,黄芩15g,金银花30g,蒲公英15g,木香15g,郁金15g,延胡索15g,金钱草30g,海金沙30g,鸡内金30g,生白芍15g,大黄15g,半夏12g,甘草6g,竹茹9g,栀子15g,枳实10g,川楝子15g,桃仁15g,穿山甲（研冲）6g。

【功效】疏肝理气,清热化湿。

【主治】肝郁气滞、湿热郁结之胁痛。

【用法】每日1剂,水煎分两次服。

【典型病例】常××,女,45岁,农民,于2008年3月8日初诊。自述反复右上腹胀痛5年,每逢受凉或劳累、进油腻食物后易发。近日来症状加重,伴口苦、恶心呃逆,右胁下痛如刀割,午后心烦、便秘、纳差。B超示:胆囊体积增大,壁增厚,腔内有泥沙样结石。诊断为:慢性胆囊炎急性发作、胆结石。与上方5剂,服药2剂疼痛稍减,5剂后诸症均减轻,继原方再与5剂而痊愈。

20.胆囊炎验方（魏正广）

【方剂】冬瓜籽15g,绿豆各15g。

【功效】清热化湿。

【主治】胆囊炎。

【用法】煎汤一碗,一次服下,一日3次,连服10日。

21.虎杖加减汤（姬怀君）

【方剂】虎杖30g,郁金15g,金铃子10g,龙胆草6g,海金沙10g。

【功效】清湿热,利肝胆。

【主治】胆囊炎肝胆湿热蕴结。

【用法】每日1剂,水煎分3次服。

【加减】痛甚加粟壳,气滞加木香,瘀血加制元胡。

22.消胆止疼汤（姬怀君）

【方剂】柴胡12g,黄芩10g,制半夏10g,炒白芍10g,大黄（后下）10g,醋元胡10g,泽兰10g,木香9g,生姜12g,郁金9g,大枣3枚,三七粉（冲服）6g。

【功效】清热利胆,化瘀理气。

【主治】胆囊炎湿热气滞。

【用法】每日1剂,水煎分3次服。

23.金铃子清内汤治胆囊炎（姬怀君）

【方剂】郁金60g,蒲公英60g,金铃子30g,炒川楝子30g,醋制元胡30g,鸡内金30g。

【功效】疏肝利胆,化瘀止痛,理气和血,健胃消滞。

【主治】胆囊炎肝胆湿热郁滞。

【用法】每日1剂,水煎分3次服;散剂,共为细末,一日2次,每次服9g。

【加减】痛加青皮、三七;腹胀加大腹皮、小茴香;便秘者加枳实、玉片、梗阻者加川军、芒硝。

24.清胆化石汤（姬怀君）

【方剂】柴胡12g,金铃子12g,鹅不食草10g,醋制元胡10g,金钱草10g,黄芩10g,郁金10g,茵陈10g,通草6g。

【功效】疏肝解郁,理气止痛,利胆排石。

【主治】胆结石肝郁气滞型。

【用法】每日1剂,水煎分3次服。

【典型病例】任××,男,64岁,1979年秋月来诊,患者心口痛,背部痛,时发时愈,每月发作2~3次,已有10年之久,每次发作时疼痛剧烈,弯腰捧腹,伴恶心呕吐、口苦咽干、大汗淋漓等证,曾在西峰某院诊为胆囊炎、胆结石,患者拒绝手术,特来求诊。我以上方加减治疗,3剂见效痛止,服药20天左右,症状消失,痊愈。

25.茵陈四逆散加减（封俊富）

【方剂】茵陈50g,干姜6g,制附子6g,甘草10g,枯矾3g,青皮10g,木香10g,川朴10g。

【功效】温里助阳,利湿退黄。

【主治】黄疸阴黄。

【用法】每日1剂,水煎分两次服。

【典型病案】刘××,1982年在某医院诊为慢性肝炎,治疗无效,回家休息,经别人介绍,前来就诊,观面色暗黄,好似烟熏,脉沉迟,诊断为阴黄,用本方服10剂而愈,至今未复发。

四、肾炎、肾结石

26.益肾汤加味（杨积茂）

【方剂】黄芪30g,当归10g,赤芍10g,川芎9g,桃仁9g,红花18g,茅根30g,益母草20g,紫花地丁12g,板蓝根10g,杜仲10g,焦楂12g。

【功效】益气化瘀,清热解毒。

【主治】紫癜性肾炎气虚邪恋,余热未清诸症。

【用法】每日1剂,水煎分两次服。

【典型病例】王××,男,18岁,庆城县翟家河人。患者于2005年5月2日因四肢皮肤紫癜,水肿,关节痛伴有肉眼血尿等症去县医院就诊,未见好转,遂于当月15日入住甘肃省人民医院,症状同前所述。查:尿素氮、血肌酐均升高,后行肾穿刺活检诊断为:中度膜增生性肾小球肾炎。给予护肾、降尿蛋白、激素、环磷酰胺等治疗后,水肿消退,血尿消失,病情好转出院。出院诊断:①紫癜性肾小球肾炎(系膜增生性肾炎)。②肾功能不全(失代偿期)。患者于2006年6月12日来中医院求治,查:尿蛋白(++)、潜血(+++),血压102/60mmHg,观患者形体欠佳,舌红少苔,脉沉滑无力,每日服强的松30mg。证属病后气虚邪恋,余热未清。治宜:益气化瘀,清热解毒。方用益肾汤加味为主方,先后共服68剂,激素逐渐全停,精神好转,食欲正常。化验尿蛋白消失,潜血全无,经2两年随访未复发。

27.尿路感染经验方(南街社区卫生服务中心)

【方剂】蒲公英15g,萹蓄15g。

【功效】清热,利湿。

【主治】尿频,尿急,尿痛。

【用法】每日1剂,水煎分两次服。

28.膀胱炎、尿道炎经验方(南街社区卫生服务中心)

【方剂】西瓜皮100g,车前子(包)30g。

【功效】清热,利湿。

【主治】尿频、尿急、尿痛证属湿热蕴结下焦。

【用法】每日1剂,水煎分两次服。

29.利水排石汤(赤城卫生院)

【方剂】生地黄9g,石韦9g,萹蓄9g,滑石9g,当归9g,炒白芍9g,海金沙12g,金钱草12g,车前子(包)24g,赤小豆12g,泽泻12g,甘草6g,大枣6枚。

【功效】健脾益肾,清热利水。

【主治】下焦湿热导致的肾及肾盂积水。

【用法】每日1剂,水煎分两次服。

【典型病例】杨××,男,30岁,2009年10月25日初诊。25天前,感觉腰部不适,胀满疼痛,即到医院求治。B超提示:右肾积水,右输尿管结石。以此方服10剂后症状消失,B超检查正常。

30.急、慢性肾炎经验方(魏正广)

【方剂】黑鱼200g重左右1条,绿茶叶6g。

【功效】补脾利水,去瘀生新,清热。

【主治】急、慢性肾炎。

【用法】黑鱼去肠,绿茶叶包入鱼肚内用线捆好,加一碗水煮熟,吃鱼喝汤,一日1剂,连吃10~15天。服药期间忌酒、盐、香蕉、房事。

五、肠炎、便秘

31.清理肠道汤(杨德祥)

【方剂】黄芩12g,赤白芍各15g,粉丹皮12g,桃仁12g,生薏苡仁30g,冬瓜子(干)30g,马齿苋30g,败酱草30g。

【功效】清肠燥湿,消积导滞,解毒消炎。

【主治】湿热停渍大肠而引起的大便次频,中事黏垢,便后有不尽感,或见肛门下坠、疼痛等证,在现代医学多认为系结肠炎或结肠溃疡。

【用法】先将诸药浸泡在清水中,水须没药渣3cm左右。约半小时后,以文火煎煮,沸后再煎10分钟,然后倒取药汁约100ml温服。服药时间宜与吃饭隔

1小时以上,饭前饭后均可。

32.便秘经验方(土桥卫生院)

【方剂】南瓜1个,猪油15g。

【功效】润肠通便。

【主治】阴液亏虚而致的大便燥结,排便困难。

【用法】用煮熟的南瓜一碗,加入猪油15g和适量的盐吃下,一日1次,一次见效,3日可愈。

【典型病例】李××,男,39岁,长期大便干结难下,服用麻仁丸等多种药物均无效,服用该方3天后症状减轻,7天后症状消失。

33.急性胃肠炎经验方(魏正广)

【方剂】良姜(酒炒)15g,香附(醋炒)12g,青皮9g,郁金9g,砂仁9g,炒白术15g。

【功效】行气止痛,涩肠止泻。

【主治】急性胃肠炎。

【用法】每日1剂,水煎分两次服。

34.补脾益肠汤(封俊富)

【方剂】黄芪20g,党参30g,白术10g,炙草6g,炮姜6g,砂仁10g,木香10g,元胡12g,赤石脂15g,白芍10g,补骨脂15g,肉桂6g,荔枝核12g,当归10g,防风15g,神曲15g。

【功效】益气健脾,补肾,涩肠止痢。

【主治】脾肾阳虚而致的便溏、泄泻等症。

【用法】每日1剂,水煎分两次服。

【典型病例】仁××,63岁,慢性肠炎,经久不愈,按其脉象,脾胃二脉沉迟,俗称鸡鸣泻,服本方5剂痊愈。

六、失眠、头痛

35.通窍活血汤(杨积茂)

【方剂】赤芍6g,川芎8g,桃仁6g,红花5g,生姜5g,麝香(冲服)0.5g,菖蒲5g,老葱1根。

【功效】活血通窍,行瘀通经。

【主治】剧烈头痛头面上部血瘀之证。

【用法】老黄酒半杯,兑水煎,每日1剂,分3次服。

【典型病例】冯××,女,11岁。于1983年4月就诊。患儿半月前感冒后头晕,精神不好,在村卫生所按感冒治疗,不见好转,随后头痛加重,出现发作性剧烈头痛,以左侧为主,发作时头痛欲裂,坐卧不宁,伴有呕吐,头汗出面色发黄,服去痛片略能缓解,过后乏力嗜睡,食欲不振,但无发烧,无抽搐,神清,言语及二便如常。每日发作2~3次。查体温:37.3℃,呼吸、脉搏、血压均正常;化验血、尿、便均正常;腰穿脑脊液无异常发现,鼻窦摄片未见异常。请神经外科会诊,神经系统检查未见阳性体征,眼底检查,未见出血及渗血。会诊结论:

①头痛性癫痫；②不典型三叉神经痛；③偏头痛。建议抗癫痫治疗。住院期间先后口服他巴唑、谷维素、维生素B、去痛片、苯妥英钠、肌注安定，并加用甘露醇及速尿,5%葡萄糖等脱水治疗。共住院12天,治疗无效。后随求中医诊治，证见患儿蹙眉,痛苦面容,精神委靡,面色泛黄,额部汗出,时有烦躁不安,伴恶心呕吐,四肢温而不凉,二便如常,舌质暗红,边有瘀点,舌苔薄白,脉沉细滑。辨证为病在血分,当属瘀阻头痛。先用温胆汤、血府逐瘀汤加味,连进4剂无效,后改用通窍活血汤加味,服3剂头痛大减,呕吐亦止,5剂头痛基本消失,后又连服10剂头痛痊愈。随访半年未见复发。

36.潜阳宁神汤（杨德祥）

【方剂】夜交藤30g,炒枣仁20g,远志15g,柏子仁20g,茯苓15g,生地黄20g,玄参20g,生牡蛎25g,生赭石（研）30g,川连10g,生龙骨20g。

【功效】滋阴潜阳,清热宁心,益智安神。

【主治】失眠,心烦不寐,惊悸怔忡,口舌干燥,头晕耳鸣,手足烦热,舌红苔薄,脉象滑或弦数。

【用法】每日1剂,水煎分3次服。

【典型病例】张××,病一年余,心烦不寐,近两个月病情加重,彻夜不能入睡,烦躁多怒,自汗,手足灼热,大便秘结,经用中、西安神镇静之剂皆未收效。察其面色不荣,精神委靡,自述不能入睡,至夜则烦躁难眠。上方服10剂,睡眠6~7小时,诸症消失而愈。

37.六石镇肝汤（杨德祥）

【方剂】珍珠母、龙骨、牡蛎各30~60g,磁石、代赭石各30~45g,石决明30~45g,半夏15g,枳实6g,竹茹6g,菊花10g,黄连10g,五味子、酸枣仁、夜交藤、百合、合欢皮、柴胡各15g,川芎10g。

【功效】滋阴安神,平肝潜阳。

【主治】内科病引起的各类头痛症。

【用法】每日1剂,水煎分两次服。

【典型病例】田××,男,汉族,49岁。因生气引起头痛,发作时以头顶部为主,呈阵发性,每天发作5~10次伴眩晕、失眠,查无器质性病变,中医诊为：头痛——肝阳上亢型,方用六石镇肝汤,水煎服5剂,头痛大减,效不更方再投5剂后,病愈,1月后随访无复发。

38.清上头痛方治风寒头痛（魏正广）

【方剂】当归10g,川芎10g,细辛6g,羌活10g,独活15g,防风10g,菊花15g,蔓荆子10g,麦门冬10g,甘草6g。

【功效】疏风散寒。

【主治】风寒头痛。

【用法】每日1剂,水煎分两次服。

【典型病例】杨××,女,28岁,2000年3月来诊,患者在3天前无明显诱因,出现头痛,有时持续不减,反复发作,有时疼痛难忍,在当地服止痛药后略减。但反复发作后用本方治疗,3剂后痛止,再未复发。

【加减】本方以疏风散痛为主,左侧痛者加红花6g、柴胡10g、龙胆草6g、生地黄10g;右侧痛者加黄芪12g、葛根10g;前额痛者用天麻10g、半夏10g、山楂10g、枳实10g;巅顶痛者加蒿本10g、大黄4g;气血虚、自汗加黄芪20g、人参(炖服)6g、生地黄10g。

七、眩晕

39.温胆汤(杨积茂)

【方剂】半夏10g,陈皮9g,茯苓12g,枳实8g,竹茹8g,炙甘草6g,菊花9g,建曲9g,泽泻12g,葛根12g,钩藤12g,莱菔子12g,生龙骨20g,生牡蛎20g。

【功效】清热化痰,平肝熄风。

【主治】眩晕、呕吐等证属痰热中阻上蒙清窍者。

【用法】每日1剂,水煎分两次服。

【典型病例】王××,女,56岁,1990年8月8日就诊,患者10天来,阵发性头晕目眩,视物旋转,房屋摇晃,呕恶不食,胃脘胀满,形瘦,大便干结,舌苔薄稍黄,脉沉略弦。证属痰热壅遏,蒙蔽清窍。治以清化痰热,平肝熄风。服温胆汤加味3剂眩晕、呕恶减轻,服药6剂眩晕大减呕恶消失,已能进食,服药10余剂后,基本痊愈。

【按语】本案属痰热中阻所致,由于痰热内壅,上蒙清窍,故头晕呕恶,天旋地转。治以清热化痰,平肝熄风,轻升浊降,清窍和利,眩晕乃止。

40.青黄汤(曹平涛)

【方剂】青皮10g,黄芩10g,苍耳子15g,竹茹10g,半夏10g,龙胆草10g,枳壳10g,大青叶15g,蔓荆子10g。

【用法】每日1剂,水煎分两次服。

【功效】清热化痰,降逆止眩。

【主治】内耳眩晕症的治疗。

【典型病例】赵××,女,28岁。患内耳眩晕症2月,服用本方4剂痊愈。

41.半夏白术天麻汤(张小龙)

【方剂】制半夏10g,陈皮10g,茯苓15g,白术12g,天麻12g,秦艽9g,防风9g,生姜5g,大枣3枚,僵蚕8g,胆南星8g。

【功效】燥湿化痰,平肝熄风。

【主治】痰浊中阻,风痰上扰所致眩晕头痛,视物旋转,胸膈痞满,呕恶等。

【用法】水煎少量频服,一日数次。

【典型病例】杨××,男,79岁,1994

年6月初诊，患者头痛、头晕，视物旋转，呕吐难以进食一周，适逢我毕业在家，家属遂来求诊，自述患者年事已高，拒绝去医院就诊。途中询知患者平素体健，唯嗜食肥甘厚味，观患者体型肥硕，呕吐物多夹杂痰涎，无发热，亦非喷射性呕吐，舌苔白腻，脉弦滑。查患者血压正常，心率每分钟72次，律齐，腹软，肝脾不大，亦无手指麻木，无下肢水肿。思眩者，无非痰、风、虚而致，今病者体型肥硕，加之呕吐物夹杂痰涎，拟诊痰浊中阻证，《脾胃论》说："足太阴痰厥头痛，非半夏不能疗，眼黑旋转，虚风内作，非天麻不能除。"与上方加蔓荆子10g、竹茹8g、焦三仙各12g，4剂，煎服。4日后再诊，患者眩晕大减，头痛，头晕，呕吐亦明显减轻，唯觉乏力，懒言。又与上方加黄芪12g，人参8g，服3剂后，家属来告：诸症悉除，已如常人一般。

附：张小龙，生于1969年，正宁县人，1994年毕业于甘肃中医学院，现为庆城县庆北社区卫生服务中心主任，中医内科主治医师。

42.百蕊草治疗头晕（南街社区卫生服务中心）

【方剂】百蕊草15g。

【功效】补气益肾，清热解毒，解暑。

【主治】头晕。

【用法】每日1剂，水煎分两次服。

43.治疗眩晕症验方（高楼卫生院）

【方剂】制半夏12g，白茯苓15g，鲜生姜10g。

【功效】化痰，燥湿，健脾。

【主治】痰湿引起的眩晕。

【用法】每日1剂，水煎分两次服。

【典型病例】患者张××，男，48岁，眩晕较甚，走路自觉欠稳，按上述药方服6剂后痊愈。

44.晕车经验方（太白梁卫生院）

【方剂】鲜生姜，

【功效】温中止呕。

【主治】晕车引起的头痛、眩晕、恶心、呕吐。

【用法】切一片鲜姜片，在临上车时贴在肚脐上，用伤湿膏或医用胶布固定好即可。

八、感冒、疫毒

45.达原柴胡饮（杨积茂）

【方剂】柴胡15g，槟榔15g，厚朴10g，草果10g，知母12g，赤芍15g，黄芩15g，甘草5g。

【功效】和解表里，开达膜原，辟秽化浊，清热燥湿。

【主治】因湿热秽浊内蕴膜原，表气不通，里气不和，气机不畅所致的湿遏热伏夹秽浊内阻之证。症见寒热似疟，甚或憎寒壮热，胸痞呕恶，苔白厚腻如积粉，舌红或舌质正常等。

【用法】每日1剂，水煎分两次服。儿童患者，当根据其年龄、病情而变化剂量。

【典型病例】葛××，男，40岁。发热20余天，西医确诊为"传染性单核细胞增多症"，治疗无效，寒热如疟，倦怠乏力，头身重痛，上午体温38℃左右，午后体温39℃以上，咽部充血，颈部淋巴结肿大，口淡，舌质红，舌苔白厚腻，脉濡缓，用上方服3剂而愈。

46.解毒清热饮（詹正明）

【方剂】银花20g，连翘20g，菊花20g，桑叶10g，薄荷10g，柴胡10g，芦根10g，黄芩10g，甘草10g，蝉蜕10g，生石膏(先煎)20g，滑石20g。

【功效】清热解毒，辛凉透表。

【主治】流行性感冒、病毒性感冒，高热、低热均可服用。

【用法】先煎生石膏20~30分钟，然后煎全部药，早晚各服1次。

【典型病例】马××，女，70岁。突然高热、头痛、周身烦痛，体温41℃，服用西药多日热仍不退，症状不减。服此方3剂后，热退症减，3天后病愈身和。

47.荆芥饮（李锦楷）

【方剂】荆芥10g，防风10g，薄荷6g，桔梗10g，甘草6g，牛籽10g，羌活9g，独活9g。

【功效】疏风，散寒，解表。

【主治】普通感冒、发热、恶风或恶寒、头痛、鼻塞流涕，舌质热，苔薄白，脉浮。

【用法】每日1剂，水煎分两次服。

【加减】风寒感冒加羌活9g、独活9g；夏月伏暑加香薷饮。

附：李锦楷，生于1962年，庆城县人，中共党员。现任庆城县蔡家庙卫生院院长。

48.清热饮（李锦楷）

【方剂】麻黄9g，杏仁10g，羌活9g，柴胡10g，黄芩10g，甘草6g，独活9g，紫苏8g，生石膏(先煎)30g。

【功效】疏风解表，宣肺清热。

【主治】流行性感冒，发热或高热，恶寒无汗，肢节酸痛，鼻塞流涕。口渴咽痛，咳嗽气急，舌质偏红，苔薄白，脉浮紧或浮数。

【用法】每日1剂，水煎分两次服。

【加减】风热偏盛加大青叶15~30g、连翘15~20g；舌质厚腻加藿香10g、佩兰10g。

49.青蒿汤（南街社区卫生服务中心）

【方剂】青蒿15g，滑石20g，通草5g，甘草5g。

【功效】利湿,消暑。

【主治】夏秋季伤暑、发热、胸闷、头晕等。

【用法】每日1剂,水煎分两次服。

九、血液病

50.杞菊地黄汤(杨积茂)

【方剂】枸杞子15g,菊花10g,熟地15g,山药15g,首乌12g,菟丝子20g,桑椹15g,黄芪20g,龟板15g,鸡血藤30g,党参15g,仙茅10g,小蓟15g,大枣5枚。

【功效】滋肾填精,佐以益气。

【主治】精气亏损所致的头晕耳鸣,短气乏力,月经量多,色淡,舌淡少苔,脉沉细弱等。

【用法】每日1剂,水煎分两次服。

【典型病例】冯××,女,50岁,教师。患者于5年前初起感觉头晕、腰痛、全身无力,纳差,夜寐不宁,经期提前,量多,面色淡黄,舌红少苔,脉沉细弱。化验血常规:血红蛋白100g/L、白细胞$4.0×10^9$/L,血小板$60×10^{12}$/L。2009年10月就诊,服上方20余列,病情好转。血小板上升至$100×10^{12}$/L,后将上方配丸剂续服,以善其后。如伴以白细胞减少者可加鹿角胶、丹参等仍可收到良好的效果。

51.黑豆方(苏俊贤)

【方剂】黑豆30g,枸杞子15g,红枣10枚,粳米适量。

【功效】补血益气。

【主治】久病体衰,产后失血等各种贫血。

【用法】共煮粥,常食用。

【典型病例】李××,女,38岁,月经量多5年,伴头昏、乏力、纳差及活动后心慌、气短6个月,拟以失血性贫血治疗。服用上方3个月后症状消失。

十、糖尿病

52.消渴方(詹正明)

【方剂】石膏20g,知母10g,甘草3g,沙参12g,麦冬10g,石斛12g,地黄12g,山药12g,茯苓12g,泽泻12g,花粉15g,鸡内金6g。

【功效】清热养阴,滋肾生津。

【主治】糖尿病,干燥综合征,尿崩症。

【用法】每日1剂,水煎分两次服。

【典型病例】张××,男,45岁,农民。初诊:患者能食善饥已2年余。半月来头昏乏力,嗜睡懒动,在当地医院检查发现尿糖(++++),血糖18.2mmol/L(空腹),就诊时症见形体消瘦,能食善饥,每餐可进食稀饭10余碗,口渴多饮,尿多,苔中根黄。证属胃热炽盛,伤灼阴津,夹肝经湿热蕴结。治宜清热滋阴为主,佐以清利湿热。服上方20剂后,消渴症状一直未发,多次检查血糖、尿糖均正常。嘱续服六味地黄丸及消渴方以巩固疗效。

十一、气管炎、肺气肿

53.梨胆汤(杨宝旭)

【方剂】雪花梨1个,鸡苦胆1个,陈皮3g,冰糖30g。

【功效】清肺热,润燥止咳。

【主治】百日咳,支气管炎。

【用法】雪花梨去皮去心切块,取鸡苦胆汁、陈皮3g、冰糖30g放入碗内蒸40分钟,每次两小汤匙,一日3次,连服3日。两剂即可。

【典型病例】呼延××,女,1岁,1991年11月8日来诊。其母代述患儿阵发性剧咳一周余,伴有鸡鸣回声,西医治疗一周效果不佳,遂投上方2剂后,症状减轻。一年后随访,未曾复发。

附:杨宝旭,生于1969年,庆城县人,现任庆城县太白梁卫生院院长,中医师。

54.咳嗽及喘症经验方(李锦楷)

【方剂】生麻黄10g,炒杏仁10g,生甘草6g。

【功效】宣肺止咳,平喘化痰。

【主治】支气管哮喘,慢性支气管导致的咳嗽、气喘、咳痰。

【用法】每日1剂,水煎分两次服。

【加减】偏重风寒者,咳吐白色泡沫痰,舌淡苔白者,加细辛、半夏、干姜;热重者,加石膏、黄芩、苦参;虚喘者:动则气喘、汗出等症加补骨脂、黄芪。

55.苓甘五味姜辛汤(土桥卫生院)

【方剂】茯苓12g,甘草9g,川芎6g,黄芪12g,党参9g,白术9g,干姜9g,细辛5g,五味子5g,百部9g,紫菀9g,辛夷9g。

【功效】温肺化饮。

【主治】寒饮内停引起的咳嗽痰稀等。

【用法】每日1剂,水煎分两次服。

【典型病例】方××,男,18岁,自述近3年来每到冬季咳嗽咳痰,痰多清稀,伴流清涕,一周前感冒后上述症状出现,随到当地诊治,服抗生素及抗病毒药物无效,化痰止咳药亦无效,故来我院诊治。服用上方一剂后症状有所缓解,服3剂后症状消失,后随访两年未复发。

56.慢性气管炎验方(魏正广)

【方剂】冬天霜打后丝瓜藤30g,甘草5g。

【功效】止咳化痰。

【主治】慢性气管炎。

【用法】冬天霜打后丝瓜藤 30g、甘草 5g，水一碗煎汤一次服下，一日 2 次，连用半月至 20 天。忌烟酒、辣物。

57.哮喘验方（魏正广）

【方剂】地龙 250g。

【功效】清肺定喘。

【主治】哮喘。

【用法】炒黄研成粉，用白糖水冲服，一次 6g(约半汤匙)。

58.温胆汤（封俊富）

【方剂】黄芩 10g，瓜蒌仁 10g，半夏 10g，胆南星 10g，陈皮 10g，杏仁 10g，枳实 10g，生姜 10g，竹茹 10g，苏子 10g，麻黄 10g。

【功效】清热化痰，止咳平喘。

【主治】咳嗽咳痰，痰黄黏稠，胸膈痞满等的痰热互结症。

【用法】每日 1 剂，水煎分两次服。

【典型病例】郑××，男，51 岁，经某医院诊断肺气肿，1998 年来诊，自述咳喘、气短、痰多，观面红耳赤，脉象浮紧，用本方 10 剂痊愈。

59.咳嗽经验方（魏正广）

【方剂】桑叶 10g，陈皮 10g，杏仁 10g，川贝母 10g，梨汁 1 匙，冰糖 15g。

【功效】清热、化痰、止咳。

【主治】咳嗽咳痰。

【用法】每日 1 剂，水煎分 3 次服。

60.蜂蜜（王畔村卫生所）

【方剂】土蜂蜜 30g。

【功效】润肺止咳。

【主治】阴虚、肺燥引起的干咳、少痰，甚或痰中带血丝等。

【用法】每次 30g 用温开水冲服。脾虚便溏勿服。

【典型病例】程××，咳嗽 10 余年，久治不愈，经服本药至 20 天，症状大减，继服一月，基本痊愈。

十二、风湿病

61.风湿性关节炎经验方（魏正广）

【方剂】制川乌 6g，桂枝 12g，羌活 12g，防风 12g，川芎 12g，炮山甲 6g，秦艽 12g，乌蛇 10g，制乳没各 10g，细辛 5g，麻黄 3g，蜈蚣 1 条，甘草 8g。

【用法】每日 1 剂，水煎分两次服。

十三、高血压病

62.黄连阿胶汤（赤城卫生院）

【方剂】黄连 10g，白芍 15g 酸枣仁 15g 知母 10g，川芎 10g，阿胶 10g，鸡子黄（冲）2 枚，生甘草 10g。

【功效】滋阴制阳，交通心肾。

【主治】高血压阴虚不能敛阳，夜不能寐者。

【用法】每日 1 剂，水煎分两次服。

【典型病例】赵××,女,65岁,2004年4月21日初诊。头晕心悸10余年,症状时重时轻。近日因心情不畅而致夜不能寐,患者痛苦异常,随来诊治:测血压180/110mmHg,头晕、心烦、纳差、睡眠差、小便黄,大便2日1次,舌红少苔。服上方3剂能眠,6剂痊愈。

63.高血压病经验方（魏正广）

【方剂】杜仲10g,豨莶草10g,夏枯草6g。

【用法】每日剂,水煎分3次服。

64.高血压病、高血脂验方（魏正广）

【方剂】芹菜籽15g。

【功效】健胃、利尿、镇静。

【主治】高血压病、高血脂。

【用法】水煎分两次。

十四、心血管病

65.益气活血通脉汤（詹正明）

【方剂】黄芪30g,人参6g,三七(研冲)6g,黄精10g,葛根20g,川芎10g,丹参3g,赤芍15g,地龙12g,降香8g,瓜蒌20g,红花12g,桃仁10g,水蛭(研冲)8g,土鳖虫6g,当归12g。

【功效】益气养血,活血化瘀,祛痰通络。

【主治】冠心病。

【用法】每日1剂,水煎分两次服。

【典型病例】张××,男,55岁,农民。患冠心病3年,近因劳累而感胸闷、气短、心悸、心前区痛、时有心痛彻背之感,舌淡苔白,舌上有瘀点,脉沉涩。即用上方5剂。二诊,自觉精神好,心悸胸闷明显好转,心前区似隐痛,伴睡眠差,效不更方,即用上方加炒枣仁20g、茯神15g,继服10剂,上述症状消失。

66.真武汤（赤城卫生院）

【方剂】制附片(先煎)10g,茯苓15g,炒白术20g,白芍10g,生姜15g,川芎10g,丹参15g。

【功效】温肾助阳,化气行水。

【主治】心功能不全阳虚水停证。

【用法】附片先煎30分钟,再入其余6味,每日1剂,分两次服。

【典型病例】李××,男,52岁,2000年11月6日初诊。因心悸气短、下肢浮肿住兰州某医院,诊断为风心病合并重度心衰。以地高辛治疗一周,病情无好转。即出院回老家等待终老,经朋友介绍来诊,服此方6剂后诸症消失而痊愈。

67.芪柏神丹汤（练生儒）

【方剂】黄芪90g,茯神90g,云苓90g,半夏曲90g,当归90g,川芎90g,炒远志60g,党参60g,炙草30g,麦冬90g,丹参45g,炒枣仁60g,肉桂60g,柏子仁60g,五味子60g,熟地90g。

【功效】益气、养阴、安神。

【主治】主治心肌缺血、冠心病。

【用法】以上 16 味共研细末,每服 9g,一日 3 次;或制水丸,每服 9g,一日 3 次。或上方量酌减,水煎服,一日 1 剂。

【典型病例】曹××,男,现年 32 岁,1999 年 8 月来我院就诊,自述 1999 年 4 月以来,自感心悸心慌,心烦失眠,气短,自汗,形寒肢冷,面部青紫,舌质紫暗,舌苔白腻,脉弱。口干,服用上述中药 20 剂,症状消失,食欲增加。一年后随访未曾复发。

68.苦常稳心灵（张雄虓）

【方剂】常山 10g,苦参 20g,姜半夏 9g,茵陈 10g,栝楼 10g,虎杖 10g,丹参 30g,炙黄芪 30g,炙甘草 30g。

【功效】清热化湿,补气活血。

【主治】主治无器质性病变的各种心律失常。

【用法】每日 1 剂,水煎分两次服。常山、苦参需从小剂量用起。

【随症加减】心衰明显者加制附片、人参、枳壳;心痛较剧者加姜黄、川芎、檀香;血压过高者加珍珠母、苦丁茶、葛根;心率高于每分钟 130 次者,加远志、酸枣仁;心率慢于每分钟 50 次者,加麻黄、桂枝、白芍。

十五、其他

69.乌梅汤（赤城卫生院）

【方剂】党参 30g,乌梅 12g,黄连 10g,细辛 6g,花椒 6g,香附 10g,郁金 30g,甘草 6g,炒枳壳 60g,炒白芍 60g。

【功效】安蛔,驱虫,止疼。

【主治】蛔虫症。

【用法】每日 1 剂,水煎分两次服。

【典型病例】郭××,女,22 岁,2006 年 9 月 5 日初诊。以腹部阵发性绞痛 38 天,加重 3 天入院。入院后经 B 超检查拟诊"胆道蛔虫",随以此方煎服,每日 2 剂,2 日后腹痛减轻,5 日痊愈出院。

70.四物加味汤（付玮）

【方剂】生熟地各 20g,赤白芍各 30g,当归 20g,川芎 15g,地龙 6g,桂枝 12g,全蝎 9g,蜈蚣 3 条,僵蚕 15g,甘草 6g,钩藤 15g,丹参 20g,三七（冲）3g,白附子 6g。

【功效】祛瘀活络,化痰熄风。

【主治】面神经麻痹。

【用法】每日 1 剂,水煎分两次服。

【典型病例】何××,女,48 岁,干部,患右侧面瘫 20 年,患者自 1984 年患面瘫,经电针、理疗、中药、按摩等多种治疗未见显效已丧失信心,近日经朋友介绍来我科就诊,因我从未治过这样长时间的面神经麻痹后遗症,就诊时,眼睑完全不能闭拢,右侧额纹消失,鼻唇沟变浅,鼓嘴时漏气,刷牙时漏水,经用电针配合 TDP 穴位照射,灸法配合中药治疗 3 个疗程,已基本恢复,唯大笑时略显双侧鼻唇沟不对称。

附：付玮,生于 1965 年,宁县人,中共党员。现任岐伯中医院医务科主任,针灸副主任医师,发表论文 10 余篇。

71.锦琥汤（曹平涛）

【方剂】肉桂 10g,大黄 10g,桃仁 10g,王不留行 10g,黄柏 10g,知母 10g,半夏 10g,琥珀(冲服)8g。

【功效】活血化瘀,利尿通淋。

【主治】前列腺炎。

【用法】每日 1 剂,水煎分两次服。

【典型病例】王××,男,31 岁。患慢性前列腺炎 5 年,多方治疗效果不明显,服用本方 10 余剂痊愈。

72.肾虚遗尿经验方（翟家河卫生院）

【方剂】益智仁 60g,桑硝 60g,补骨脂 40g,骨碎补 30g,金樱子 30g,芡实 40g。

【功效】益气,补肾,止遗。

【主治】肾虚遗尿。

【用法】研细末,炼蜜为丸,每丸 9g,一次 1 丸,一日 2 次。感冒发热者不宜服用,孕妇禁用。

73.小便失禁经验方（魏正广）

【方剂】鸡肠 1 付。

【功效】利尿通淋,壮阳补肾。

【主治】小便失禁。

【用法】鸡肠 1 付,洗净晒干,炒黄研成末,用黄酒送服,每次 3g,一日 3 次,空腹服用,忌姜、辣。

74.神经衰弱经验方（魏正广）

【方剂】猪脑 50g,加入蜂蜜一汤匙。

【功效】补益脑髓。

【主治】神经衰弱。

【用法】猪脑 50g,加入蜂蜜一汤匙。煮熟吃,一日 1 次,连吃 5~10 天。

75.解郁利咽汤（王振杰）

【方剂】郁金 15g,香附 12g,半夏 10g,厚朴 10g,桔梗 10g,柴胡 12g,茯苓 30g。

【功效】解郁,行气,利咽。

【主治】梅核气。

【用法】每日 1 剂,水煎分两次服。

【典型病例】贾××,女,43 岁,2000 年 7 月来就诊,自述咽部异物感,吐之不出,咽之不下,进食无影响,曾多方求治,其病不得解。现已患病 1 年余,使患者夜不能寐。遂服上方 20 剂,病情痊愈,两年后随访,未复发。

76.乌发丸（魏正广）

【方剂】黑豆（炙）、何首乌、酒浸金樱子、黑芝麻、万年青、桑椹子、白果、山萸等份。

【功效】补益精血肝肾。

【主治】肝肾亏虚须发早白。

【用法】用该方制成水丸，每次9丸，每日2次。

77.甘草绿豆汤（王俊浒）

【方剂】生甘草50g，绿豆250g。

【功效】解毒，缓急，止痛。

【主治】治疗轻度食物中毒，药物中毒，农药中毒。

【用法】每日1剂，水煎分两次服。此方药材来源方便，适用于中毒症状轻，对药物和食物中毒疗效好，但须切记有机磷农药中毒中、重度者，当及时拨打120，或送医院急救，以免延误。

【典型案例】王××，女，6岁，误服家人服用的西药片，剂量不详，症状见烦躁、颜面潮红、兴奋，用此方后，第二天症状消失，去医院检查，一切正常。

骨伤、外科部分

一、骨伤

78.化瘀镇痛汤（侯世文）

【方剂】柴胡10g，香附10g，枳壳10g，川芎10g，陈皮10g，丹参20g，佛手15g，郁金10g，三七粉（冲服）3g，生甘草6g。

【功效】活血化瘀，散结定痛。

【主治】肋软骨炎证属痰瘀气滞，气血阻滞不畅而致者。

【用法】每日1剂，水煎分两次服。

【典型病例】李××，男，41岁，2002年5月来诊。自述胸部包块疼痛2月，曾多处求治，效果不佳；查体见：胸骨中段右侧有4cm×4cm×3cm大小包块，质硬，推之不移，压痛(++)，病检提示：肋软骨炎。舌淡苔厚腻，脉滑。证属痰郁气滞。遂与上方3剂肿痛大减，再投7剂肿痛消失。

附：侯世文，生于1957年，正宁县人，中共党员，本科学历，现为庆城县岐伯中医院副院长，骨伤科主任医师。擅长创伤骨科、脊柱骨科。2002年选为甘肃省第二批名老中医师带徒继承人。

79.伤科定痛散（高楼卫生院）

【方剂】人参20g，当归30g，川芎30g，元胡20g，乳香10g，没药10g，血蝎30g，自然铜60g，骨碎补30g，桃仁30g，红花30g，苏木30g，三七20g，土元15g，鹿合草20g，儿茶20g。

【功效】益气活血，补肾生骨。

【主治】骨折复位或手术后，消肿止

痛。

【用法】研为细末,每服9g,一日3次。

【典型病例】李××,男,50岁,胫腓骨骨折,愈合缓慢,服用上述药物后愈合加快。

80. 长骨散（窦怀贵）

【方剂】骨碎补15g,当归15g,制乳香9g,制没药9g,血竭6g,儿茶3g,自然铜12g,土鳖虫24g。

【功效】益气活血,补肾生骨。

【主治】骨折外伤。

【用法】先将患者骨折处理妥当后,再将上药前6味共一处煎浓汁,分两次服。自然铜、土鳖虫另研为细末,用药汁服。每次10g,每日2次。

81. 腰痛散（曹平涛）

【方剂】川乌20g,草乌20g,细辛5g,透骨草20g,白芷20g,生南星20g,樟脑10g。

【功效】活血,祛风,止痛。

【主治】用于腰肌劳损等各种腰痛。

【用法】研末外敷患处并加热,每日2次。

【典型病例】王××,男,45岁,患椎间盘突出症2年,卧床无法行走,用本方热熨10天,疼痛缓解,可下床活动。

82. 丝瓜络（南街社区卫生服务中心）

【方剂】丝瓜络12g,香附9g,郁金9g。

【功效】行气,散结,通络,止痛。

【主治】肋间神经痛。

【用法】每日1剂,水煎分两次服。

83. 丝瓜络（南街社区卫生服务中心）

【方剂】丝瓜络15g。

【功效】活血,通络,止痛。

【主治】腰部轻度肌肉损伤。

【用法】黄酒煎,每日1剂,分两次服。

84. 柴精汤（何民喜）

【方剂】柴胡10g,黄精30g,土鳖虫10g,云苓20g,白芷6g,细辛3g,牛膝30g,丹皮20g,薄荷3g。

【功效】养阴,补肾,活血。

【主治】脑震荡及其后遗症。

【用法】每日1剂,水煎分两次服。

【典型病例】刘××,男,28岁,2009年3月因汽车肇事将头部撞伤,额部头皮撕裂,清创缝合后,因恶心呕吐曾服用中药旋覆花代赭石汤,服药后呕吐减轻,为头痛不减,疼痛加重时有撕裂感,近日发作,使患者夜不能寐,遂服上方7剂后,头痛大减,连续服用10余剂头痛消失。一年后随访,未复发。

二、骨质增生

85. 香灵汤（曹平涛）

【方剂】白芍 40g，木瓜 20g，威灵仙 15g，香附 10g，当归 10g，牛膝 10g，五加皮 15g，炙草 10g，羌活 10g，川断 10g。

【功效】活血通络，祛风止疼。

【主治】骨刺、骨质增生。

【用法】每日 1 剂，水煎分两次服。

【典型病例】杨××，男，37 岁，患颈椎骨质增生 2 年，服上方 10 余剂，疼痛消失。

三、乳腺病

86. 猪蹄加味汤（杨永帮）

【方剂】猪蹄 4 个，黄芪 60g，路路通 30g。

【功效】补气养血，通络下乳。

【主治】治疗气血不足所引起的乳汁不下，乳汁过少。

【用法】上三药加水约 2000ml 炖烂，每次服 200ml，每日 2 次口服。

【典型病例】范××，女，25 岁，产后 10 天，乳汁不下，服用多种药物无效，用该方口服 3 天，乳汁自下。

附：杨永帮，庆城县桐川中心卫生院惠家庙分院张旗村卫生所。

87. 补虚通乳汤（翟家河卫生院）

【方剂】党参 15g，生黄芪 15g，当归 10g，熟地黄 10g，生白芍 10g，麦冬 10g，王不留行 6g，桔梗 6g，通草 5g，玉竹 10g。

【功效】益气血，生乳汁。

【主治】产后乳汁不足。

【用法】每日 1 剂，水煎分 3 次服。

88. 瓜蒌加味散（麻建位）

【方剂】穿山甲 8g，皂刺 10g，红花 8g，生黄芪 10g，王不留行 15g，白芷 10g，丹参 8g，党参 15g，当归 10g，木通 6g，全瓜蒌 10g。

【功效】益气补血，通络催乳。

【主治】治疗产后缺乳及乳汁不下。

【用法】每日 1 剂，水煎分两次服。

【典型病案】赵××，女，28 岁，自述于 1999 年 8 月产后起，两侧乳房胀痛，两协胀满，大便干燥。每遇情志不畅，乳房胀痛明显，乳汁不下，曾多方求治，其病仍不得解，今日来诊，其脉弦且数，舌苔紫，面色少华，口苦口干，此症属于肝气郁结所致，遂服上药 10 剂后，乳房胀痛缓解，再服上方 10 剂后痊愈，两年后随访，未复发。

89. 乳腺炎经验方（窦怀贵）

【方剂】蒲公英 30g，三七 15g，金银花 20g。

【功效】清热凉血，活血止痛。

【主治】乳腺炎。

【用法】每日 1 剂，水煎分两次服。

【用法】以上三味药共捣烂，用白酒

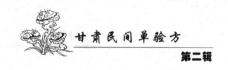

或水调。敷患处,肿痛立止。

90.乳腺增生经验方(魏正广)

【方剂】生南星20g,生川乌20g,蚤休30g,山慈姑20g,猫爪草20g,冰片10g。

【功效】疏肝理气,调畅气机活血化瘀,疏通乳络化痰软坚,消肿散结。

【主治】乳腺增生。

【用法】共研为末,米醋蜂蜜各半制成软膏敷乳房处,间日1次。

91.乳腺炎经验方(王俊浒)

【方剂】绿豆适量,鸡蛋1个。

【功效】清热解毒,消肿散结。

【主治】乳腺炎。

【用法】绿豆适量研末,用鸡蛋清调和外敷。

【典型病例】田××,女、27岁,乳房红肿疼痛,用此方后症状消失。

妇科部分

92.妇炎丸(杨积茂)

【方剂】红花12g,地骨皮16g,马齿苋20g,海藻32g,鳖甲12g,赤小豆12g,云苓16g,元胡20g,党参20g,白术12g,熟地黄16g,败酱草40g,车前草32g,蒲公英20g,丹参20g。

【功效】清热渗湿,活血止痛。

【主治】慢性盆腔炎,附件炎。

【用法】共研细末,制水丸,每服10g,每日3次。

【典型病例】刘××,女,35岁,慢性盆腔炎病史5年,加重5天。西医诊断慢性盆腔炎,中医证属:湿热下注,气滞血瘀,投以妇炎丸,每服10g,日服3次,连服5天后,腹痛消失,白带减少,继服10天,症状消失,随访半年无复发。

93.忍冬藤解毒加味汤(练生儒)

【方剂】忍冬藤30g,红藤30g,败酱草30g,地丁15g,赤芍15g,丹皮9g,橘红9g,川楝子9g,香附10g,黄芩10g,益母草12g,元胡10g,砂仁6g,甘草6g,红花8g,焦三仙各15g。

【功效】燥湿行气,活血止痛。

【主治】盆腔炎。

【用法】每日1剂,水煎分两次服。

【典型病例】王××,女,现年40岁,1998年4月来院就诊。自述一月以来,腹痛腹胀,疼痛剧烈,白带多,尿疼尿急,伴有腰痛,脉弦数,口唇淡白,舌苔黄腻,面部少华,口干等。服用上方26剂,症状消失,一年后随访,未曾复发。

94.蛇床子散加减(高云山)

【方剂】苦参30g,蛇床子30g,黄柏15g,地肤子15g,土茯苓30g,苍术15g。

【功效】燥湿,杀虫,止痒。

【主治】滴虫性阴道炎、霉菌性阴道炎、外阴瘙痒、宫颈炎等。

【用法】水煎外用熏洗,每日2次,10天为1疗程。

【典型病例】张××,女,24岁,平时白带较多,伴有腥臭味,时常感觉会阴部不适,曾几次在几家医院确诊为"霉菌性阴道炎",经多次口服、外用药物治疗,效果不佳,用此方治疗3剂后症状消失痊愈。

附:高云山,庆城县桐川中心卫生院惠家庙分院唐崾岘村卫生所。

95.活血汤(翟家河卫生院)

【方剂】红藤15g,丹参9g,泽兰9g,鸡血藤9g,益母草9g,桃仁3g,红花6g,当归9g,茜草9g。

【功效】活血,补血,祛瘀。

【主治】用该方治疗输卵管阻塞而致不孕。

【用法】每日1剂,水煎分两次服。

【典型病例】谢××,女,30岁,结婚10年未生育,诊为:①右侧输卵管阻塞;②左侧输卵管通而不畅;③子宫发育不全。给予雌性激素及活血汤治疗,仅服中药8剂,不久即怀孕。

96.桃红四物加味汤(郑爱燕)

【方剂】当归15g,川芎10g,桃仁10g,红花10g,枸杞15g,熟地18g,五味子15g,牛膝10g,香附10g,菟丝子15g,泽兰20g,肉桂8g,甘草8g。

【功效】补血活血,温肾调经。

【主治】月经不调辨证为肾阳虚者。

【用法】每日1剂,水煎分两次服。

【典型病例】姚××,女,40岁,2009年9月来诊,自述于2008年6月份起,每次经来无期,血量时多时少,淋漓不净,色淡质稀,肢冷畏寒,面色晦暗,腰膝酸软,小便清长,曾多方求治,其病仍不得解,此次月经已持续10余日,量少,色淡,质稀,面色晦暗,肢冷畏寒,腰膝酸软,小便清长,其脉沉细,舌质淡,苔薄白,此症属月经不调之肾阳虚证,遂投上方15剂后,月经趋于正常,面色红润,小便正常,一年后随访,未曾复发。

97.益母胜金汤(翟家河卫生院)

【方剂】当归9g,川芎3g,白芍9g,熟地9g,丹参9g,香附9g,益母草9g,茜草9g。

【功效】益气血,调冲任。

【主治】治疗无排卵性月经,使用性周期治疗3个月,月经周期仍乱,用绒毛膜激素3个周期,辅以甲状腺素1周期,并内服益母胜金汤3疗程。

【用法】水煎服,试用性按照经前、经后各5剂,周期性治疗3个月,月经周期仍乱者,用绒毛膜激素3个周期,辅以甲状腺素1周期,并内服益母胜金汤3疗程。

【典型病例】刘××,28岁,中学教师。结婚5年未生育。18岁初潮,月经15-28-40-60天来潮不等,经量少,经来下腹正中疼痛,经前曾做诊刮报告为无分泌期变化。妇科检查:子宫后倾,稍小,附件(-),服上方15剂后痊愈。

儿科部分

98.小儿腹泻经验方(杨德祥)

【方剂】车前子(包)30g,白术10g,苍术10g,川朴10g,黄连6g,丁香6g,元桂6g,罂粟壳3g,吴萸6g,炮姜6g。

【功效】泌别清浊,温里止泻。

【主治】6个月至7岁的儿童各种单纯腹泻。

【用法】每日1剂,水煎分3次服。

【典型病例】曹某,女,1岁,腹泻2天,无发热,经静滴、口服抗生素止泻等药物治疗3天效果不显,投服腹泻方1剂,腹泻止,3剂服完病愈,随访1月无复发。

99.小儿便秘经验方(南庄卫生院)

【方剂】黑芝麻50g,蜂蜜适量。

【功效】滋阴、润肠、通便。

【主治】便秘属阴虚液亏者。

【用法】黑芝麻研磨用蜂蜜调成糊状,每次一汤匙,每日服2次。

【典型病例】李××,女,3岁,长期大便秘结,服多种药物无效,用该方10余日,大便通畅后未复发。

【按语】忌食辛辣刺激食品。

100.五味益智汤(薛树义)

【方剂】五味子10g,益智仁10g,桑螵蛸10g,补骨脂10g,覆盆子10g,菟丝子10g。

【功效】温肾、固涩、益智。

【主治】儿童遗尿症。

【用法】每日1剂,水煎分两次服。

【典型病例】张××,男,12岁,主诉每夜睡觉后尿床1~2次,伴乏力、多梦、健忘,曾多处求治,均未见明显疗效。逐前来我处求治,查舌质淡红、苔白、脉沉细,诊断为"尿床症",肾虚不固之证。遂与上方治疗1个疗程后痊愈,随访一年未曾复发。

101.加味芍药甘草汤(苏俊贤)

【方剂】白芍15g,炙甘草、淮山药、覆盆子、益智仁各6g,桂枝3g。

【功效】温肾固涩,补脾益肺。

【主治】虚证小儿尿床。

【用法】每日1剂,水煎分两次服。

【加减】临床使用本方应注意随症加减,痰湿内蕴、困乏不醒者,加半夏、茯苓、石菖蒲；纳差便溏者，加党参、白术、炮内金；面白肢冷者，酌加制附子、公丁香、砂仁；久遗不愈者，加芡实、金樱子、罂粟壳。

【典型病例】黄××，男，4岁，尿床病史2年，使用多种药物治疗无效，使用本方7剂后症状消失。

附：苏俊贤，庆城县人，2000年毕业于甘肃中医学院中西医结合专业，中西医结合医师，现在白马卫生院工作。

102.参麦饮（张雄虓）

【方剂】人参8g，黄芪10g，白芍8g，牡蛎8g，麦冬8g，五味子8g，麻黄根8g，白术8g，大枣5g，炙甘草5g。

【功能】补气养阴，收敛止汗。

【主治】主治小儿气虚盗汗。

【用法】每日1剂，水煎分两次服。

【随症加减】食欲减退者，加炒麦芽、炒建曲、山楂、鸡内金各5g；若失眠烦躁不安者加远志、炒枣仁、夜交藤、柏子仁各6g；若烦热者，加黄柏、知母、黄芩、地骨皮各6g；若大便稀溏者加山药、茯苓各10g；舌苔厚腻者加藿香、苍术各10g。

103.小儿夜啼经验方（南庄卫生院）

【方剂】茶叶一撮。

【功效】清心安神。

【主治】小儿夜啼。

【用法】将茶叶放入口中嚼碎。每晚睡前敷于小儿肚脐上，用纱布包好。次日清晨去掉。阳气不足者慎用。

【典型病例】张××，女，1岁，每日夜间哭泣，不能入睡，用该法治疗3周后，症状消失。未复发。

104.鸡内金（南庄卫生院）

【方剂】鸡内金50g。

【主治】消化不良。

【功效】消食开胃。

【用法】将鸡内金炒黄研末，每日服2次，每次服10g。

【典型病例】白××，男，9岁。厌食，脘腹胀痛，呕吐、泄泻等。服用上方10余日后痊愈。

【按语】鸡内金，味甘，性平，主要功能消食开胃。

105.竹叶石膏汤（白马村卫生所）

【方剂】竹叶6g，生石膏12g，党参8g，麦冬8g，蝉衣5g，荷叶10g，甘草3g，粳米一撮。

【功效】清暑退热，益气生津。

【主治】气阴两虚的发热、口渴等。

【用法】每日1剂，水煎分两次服。

【典型病例】李××，男，3岁，患儿发热，纳差，时有腹泻，轻咳，伴神疲嗜睡2月余，先后到当地卫生所及乡、县医院求治，诊断为"消化不良"、"上感"等病。曾用抗生素、补液、助消化药及中药等，久治罔效。经友人介绍来诊。观患儿形体消瘦，面色萎黄无华，精神委靡，闭目似睡，哈欠频频，皮肤热而潮湿，手足心热甚，舌质红少苔，欠津润，指纹紫滞，脉细数无力。询问发热以午后较甚，测体温 38.8℃，汗多。予以竹叶石膏汤加减。处方：竹叶 6g，生石膏 12g，党参 8g，麦冬 8g，蝉衣 5g，荷叶 10g，甘草 3g，粳米一撮。嘱取 2 剂，水煎分服。二诊：药后热势稍退，出汗减少，食纳略增，余证同前。复予原方加太子参 6g，2 剂。三诊：患儿热退身凉，诸证悉除，食纳大增，唯午后困乏嗜睡，脉虚无力，予生脉散加山药、白扁豆、西瓜翠衣，3 剂而愈。

106.小儿大脑发育不全经验方（王畔村卫生所）

【方剂】鸡内金 10g，益智仁 10g，云苓 6g，石菖蒲 6g，鹿茸 1g，木香 4g，羌活 4g，羚羊角 4g，炒白术 4g，泽泻 4g，黄芪 5g。

【功效】补气、健脾、益智。

【主治】用于小儿先天发育不足而致筋骨萎软、难以坐立等。

【用法】每日 1 剂，水煎分两次服。

【典型病例】程××，男，2 岁半，患儿独坐不稳，睡不能自行起床，四肢无力，食欲差。用上方 3 个月为 1 疗程，服完一疗程，症状减轻，用力能抓起，服完第二疗程，诸症皆除，服药中未发现任何毒副作用。

107.苓桂术甘汤（赤城卫生院）

【方剂】茯苓 6g，桂枝 6g，白术 3g，白芥子 3g，杏仁 3g，陈皮 3g，甘草 2g。

【功效】健脾燥湿，温阳化饮。

【主治】痰饮犯肺而致的咳、痰、喘等症。

【用法】每日 1 剂，水煎分两次服。

【典型病例】李××，男，25 天，2001 年 6 月 6 日初诊。肺炎住某院，治疗 20 余天，病情愈重。遂前来求治。询其病因，乃外感之后引起，咳嗽、气促、痰鸣，曾用先锋必等抗生素，但肺部湿性啰音不减反增，舌苔白润，指纹在命关紫滞。服此方 3 剂后基本痊愈。

五官科部分

一、鼻部疾病

108.鼻衄方（杨德祥）

【方剂】桑皮 30g，生石膏 15g，生地 15g，白茅根 30g，黄芩 6g，牛膝 10g，夏枯草 10g，女贞子 15g，旱莲草 10g，生地榆 30g，山楂 6g。

【功效】凉血止血。

【主治】各种单纯性鼻衄。

【用法】每日1剂,水煎分3次服。

【典型病例】杨××,男,15岁,鼻衄病史1年。近日反复鼻衄,经全面检查无器质性病变,服西药止血药无效,改服鼻衄方3剂病愈,随访半年无复发。

109.生荷叶加减汤(雪白)

【方剂】生荷叶30g,黄芩10g,黄连6g,黄柏12g,山栀子(炒黑)10g,地榆(炒)30g,槐角(炒)12g,牛膝12g,白茅根30g,蒲黄(炒炭)30g,荆芥(炒炭)12g。

【功效】清热、凉血、止血.

【主治】鼻衄。

【用法】每日1剂,水煎分两次服。

【典型病例】许××,男,38岁,2009年6月来诊,自述于2007年流鼻血,开始一天1次,量少容易止血,到2009年6月一天数次、量多,不容易制止,并有头晕、咳嗽、痰黄带血,曾多方求诊无效,故来就诊。观病者:头红面赤、声音洪亮、口渴、舌红苔薄黄、脉滑数。此症属肺热炽盛所致,用上方6剂后,每日流1次,又用上方加减服4剂后,疾病痊愈,今年6月随访,未曾复发。

附:雪白,庆城县白马铺乡高户村人,中医执业医师。

110.苍耳散(李锦楷)

【方剂】白芷15g,苍耳子(炒黄)10g,辛夷15g,薄荷(后下)10g。

【功效】祛风通窍,排脓止痛。

【主治】风热所致鼻渊。

【用法】每日1剂,水煎分两次服。

【加减】如流黄脓鼻涕者加黄芩12g。

二、口腔疾病

111.大黄甘草汤(仝铁甲)

【方剂】大黄15g,甘草15g。

【功效】清热和胃。

【主治】干呕、口臭。

【用法】开水浸,漱口,次数不限。

【典型病例】樊××,男,58岁,干部,因晨起干呕口臭,遍延中西医疗效不显,闲淡之间,授上方,5剂愈。

附:仝铁甲,生于1956年12月,庆城县人,民盟成员,现为庆城县岐伯中医院副主任医师,工会主席。从医30余年,擅长内科杂病的治疗,对乳腺病有专长。

112.清胃散(张小龙)

【方剂】生地黄6g,当归6g,牡丹皮9g,黄连6g,升麻9g。

【功效】清胃凉血。

【主治】胃火牙痛,牙痛牵引头疼,面颊发热,齿喜冷恶热,或牙宣出血,或牙龈红肿溃烂,口气热臭,常用于治疗牙周炎、口腔炎等。本方禁忌风寒牙痛及肾炎者。

【用法】每日1剂,水煎分两次服。

三、咽部疾病

113. 银海参麦方治疗咽炎（田永宏）

【方剂】银花10g,胖大海5枚,沙参12g,麦冬12g。

【功效】清热解毒利咽。

【主治】用于急慢性咽炎。

【用法】上药各等份开水泡代茶饮,不拘时。

【典型病例】张××,女,55岁,患慢性咽炎4年多,经服药输液等治疗则好转,停药后复发,改用此方服10日治愈未发。

皮肤科部分

一、美容

114. 消斑美容汤（李凤辉）

【方剂】当归10g,川芎10g,赤芍10g,红花10g,丹皮10g,白芷10g,白附子10g,柴胡10g,香附10g,菟丝子10g,枸杞10g,葛根30g,益母草30g,旱莲草30g。

【功效】凉血活血,行气解郁,滋补肝肾。

【主治】黄褐斑皮损表现证见额部、鼻翼双侧或口周、双颊、双颧、下颌等有黑斑色素沉者。

【用法】水煎服,每日1剂,早晚各服1次,一个月为1个疗程,3个月后观察疗效。

【加减】便秘加大黄;急躁易怒加龙胆草;失眠多梦加酸枣仁;月经先期血热者,去红花、川芎、益母草,加山栀;月经后期、量少者,加仙灵脾、巴戟天;月经量多者,去红花、赤芍、川芎、益母草,加仙鹤草、炒地榆;盗汗、五心烦热、腰膝酸软者,加山萸肉。

【典型病例】赵××,女,34岁,已婚。2003年9月10日初诊,主诉面部出黄褐斑,色素沉着2年。始因两年前行人工流产术后,双侧面颊部出现色素沉着,面部有散在小块黄褐斑,以后面部色素沉着及黄褐斑逐渐加重并形成片状。曾服用百消丹、太太口服液等,均未见效。症见性情急躁,心烦易怒,头晕头痛,失眠多梦,月经周期正常,但经量少色暗,经来腹痛,舌质紫暗,苔薄白,脉弦细涩。辨证为肝郁血瘀,肝肾不足。给予消斑美容汤,服一月后片状黄褐斑开始消散,色素斑变淡,后将上方改加工成水丸,每次6g,每日3次,连续服用2个月,黄褐斑完全消退。随访1年,未见复发。

附:李凤辉,生于1962年6月,西峰区人,中共党员,现任庆城县岐伯中医院门诊部主任,内科副主任医师。对内科、妇科、皮肤科等病有丰富的临床经验。

二、疱疹

115.龙胆泻肝汤加减（张小龙）

【方剂】龙胆草9g,黑山栀9g,赤苓9g,泽泻9g,连翘9g,木通4.5g,生地15g,黄芩9g,六一散(包)9g,萆薢9g,白藓皮9g,银花9g,公英15g,车前子(包)9g。

【功效】清热解毒,利湿散风。

【主治】汗疱疹。

【用法】每日1剂,水煎分两次服。

【典型病例】韩××,男,32岁,初诊日期:2008年6月8日。患者从1998年2月起双手掌出现小水疱,继之脱屑,反复发作,平时经常出汗。遂服上方7剂后显效,痊愈。

116.白芍汤（薛树义）

【方剂】白芍10~40g,蒲公英20~40g,郁金10~30g,沙参10~30g,枸杞10~30g,连翘10~30g,板蓝根10~30g,当归8~15g,川楝子8~15g。

【功效】滋阴疏肝,利湿活血解毒。

【主治】带状疱疹。

【用法】每日1剂,水煎分两次服。

【典型病例】邓××,女,68岁,2003年4月16日初诊。述4天前左腿外侧疼痛,呈放电样,未引起重视,3天后左腿外侧见红斑、水疱成簇,疼痛剧烈,夜间更甚,呈烧灼样,难以入眠,前来就诊,诊断:带状疱疹,用此方治疗7天后痊愈。

附：薛树义,生于1958年,庆城县人,庆城县白马卫生院院长,中医师。

117.板龙丹参汤（张雄虓）

【方剂】龙胆草、板蓝根、丹参各30g,黄芩、柴胡、川楝子、大青叶、连翘各15g,黄连、车前子、制乳香、制没药各10g。

【功效】清热解毒,活血止痛。

【主治】主治带状疱疹。

【用法】每日1剂,水煎分两次服。

【随症加减】发烧加葛根,重用黄芩;若继发细菌感染,加用金银花、重用连翘;疼痛加用元胡、全虫。7日为1疗程。

三、皮炎

118.皮炎经验方（南庄卫生院）

【方剂】鸡蛋1个,陈醋适量。

【功效】杀虫止痒。

【主治】各种皮炎瘙痒。

【用法】将鸡蛋放入陈醋中泡7天再取出,鸡蛋打破。用蛋清涂患处,每日2~3次,连用5~7天。

【典型病例】王××,女,25岁。患皮肤病多年,用上方治疗后取得了明显效果。

119.皮肤湿毒经验方（南街社区卫生服务中心）

【方剂】灰条条50g,野菊花50g,防风50g。

【功效】燥湿,止痒。

【主治】皮肤湿毒。

【用法】水煎外洗或浸泡。

四、荨麻疹

120.麻黄方（张小龙）

【方剂】麻黄9g,杏仁12g,干姜皮15g,浮萍10g,白藓皮10g,陈皮10g,丹皮10g,白僵蚕9g,丹参15g,防风9g。

【功效】开腠理,和营止痒。

【主治】慢性荨麻疹。

【用法】每日1剂,水煎分两次服。

【典型病例】胡××,男,31岁,初诊日期2000年2月14日,述全身出风疙瘩已10年,每遇春、秋即发,阴天加剧,作痒,时隐时现,服用抗组胺药后疗效欠佳。遂以上方服30剂后,症状痊愈,半年后未再复发。

五、扁平疣

121.马齿苋合剂（张小龙）

【方剂】马齿苋60g,蜂房9g,生薏苡仁30g,紫草15g。

【功效】解毒去疣。

【主治】扁平疣,寻常疣,传染性软疣。

【用法】每日1剂,水煎分两次服,7日为1疗程,至多两疗程停药观察。

【典型病例】刘××,女,45岁,2002年4月5日初诊。一年前开始,先在左额部长刺疣1个,初为乳头状突起,渐长大。后在面部又陆续长刺疣3个。曾用艾灸、鸦胆子捣涂及内服中药等,均未脱落,患者服上方7剂后,疣赘即全部脱落。

122.消疣散治扁平疣、寻常疣（翟家河卫生院）

【方剂】生薏苡仁600g,板蓝根400g,红花100g,白糖400g。

【功效】利湿、解毒、消疣。

【主治】扁平疣,寻常疣等。

【用法】先将苡仁、板蓝根、红花晒干分别研成粗粉,然后与白糖混合搅拌,装瓶备用,每次50g,每日3次。白开水送服,10天为1个疗程。连续服用3个疗程。

【按语】脾胃虚弱者忌用,孕妇忌用。

123.治疗扁平疣（孙忠友）

【方剂】破故纸50g,鸦胆子30g。

【功效】消疣。

【主治】扁平疣。

【用法】用75%酒精100ml浸泡上两药7天后外涂,每天3次。

六、病毒性疖

124.病毒性疖经验方(王俊浒)

【方剂】鲜紫花地丁20g。

【功效】清热、解毒、消肿。

【主治】疗毒疮疖、无名肿毒及蚊虫叮咬。

【用法】鲜紫花地丁洗净捣汁成糊状,外涂患处,每日换药3~5次。

【典型病例】王××,男,47岁,左手食指无名肿毒,服用抗生素2天来效果不明显,用此方外涂当天红、肿、痛症状减轻,继续换药,3天痊愈。

附:王俊浒,庆城县驿马镇太乐村人,毕业于定西卫校,从事村级卫生工作12年,乡村医生,太乐村卫生所防疫、妇幼专干。

七、手足汗

125.养心汤(何民喜)

【方剂】柏子仁30g,炒枣仁30g,荔核仁15g,何首乌30g,黄芪60g,茯苓30g。

【功效】益气、养阴、敛汗。

【主治】治疗手汗淋漓。

【用法】每日1剂,水煎分两次服。

【典型病例】熊××,男,42岁,2006年4月因受惊过度而发生两手汗出不止.患者既往有高血压、肝炎等病史。现形体消瘦,面色无华,两掌红热,大小鱼际有红瘀斑,两掌心潮红,汗流如雨,淋漓不断,手掌粗裂。平素心悸,失眠多梦,舌淡,舌尖红,苔薄白,脉细数弦。投以养心汤,每日1剂,共服18剂后掌汗过多之症获愈,再未复发。

126.明矾(南庄卫生院)

【方剂】明矾15g。

【功效】燥湿敛汗。

【主治】手足汗。

【用法】将明矾15g与热水1~2kg混合。每次浸手脚10分钟,浸后自然晾干。一日1次。

【典型病例】赵××,男,23岁,长期手足汗出,服药无效,用上方治疗10日后痊愈。手足有疮疡者忌用。

传染科部分

127.肺结核经验方(魏正广)

【方剂】冬虫夏草20g,胎盘粉50g,三七粉30g,西洋参20g,百部30g,蛤蚧1对。

【功效】温阳补肾,润肺止咳。

【主治】肺结核(脾肾阳虚型)。

【用法】共研细末,每次冲服2g,

日2次。

肿瘤科部分

128.芪莲抗癌汤（李凤辉）

【方剂】黄芪30g,党参10g,白术10g,茯苓10g,半枝莲30g,莪术30g,薏米50g,蚤休10g,白英15g,龙葵15g,石上柏15g,蛇莓30g,山慈姑10g,夏枯草12g,石见穿30g,鸡内金10g,壁虎（冲）10g。

【功效】补气健脾,解毒活血,软坚散结。

【主治】胆管癌、肝癌、肺癌。

【用法】每日1剂,水煎分两次服。

【方剂加减】肺癌咯血去莪术、石见穿、壁虎,加麦冬、天冬、沙参、仙鹤草。

【典型病例】马××,男,75岁,庆阳公路段退休职工。因皮肤、巩膜、小便发黄3天,于2006年9月19日在长庆石油勘探局职工医院初诊。3天前因恼怒,食生冷之物,随即出现全身皮肤、巩膜、小便发黄,伴右上腹胀疼,恶心口苦,不思饮食,大便秘结,口干舌燥。患者在该院住院后,进行了多项检查。查B超:于左、右肝管汇合处管腔内可见大小约为2.7cm×1.9cm的低回声区,边界清晰,内回声欠均匀。胆囊壁厚<0.3cm,囊壁毛糙,腔内胆汁液区消失,仅见长约5.4cm的强回声光带,后伴宽大声影。胆总管起始端内径1.3cm,内可见1.9cm×1.6cm的实质性低回声结节,边界欠清晰,内回声尚均匀。于右肾上极、左肾下极实质内分别可见大小为1.8cm×1.5cm和1.6cm×1.2cm的薄壁囊性暗区突出于肾包膜,形态规则,边界清晰,内液区清晰,提示:①阻塞性黄疸:肝内胆管及胆总管起始端内实性低回声结节,多考虑为胆管内占位性病变。②胆结石。③双肾囊肿。胸部拍片报告:①双下肺组织聚拢,考虑肺膨胀不良。②双侧胸腔少量积液。用芪莲抗癌汤服30剂后病情明显好转,黄疸消退。后又继续宗原方服用200余剂,病情稳定,存活至今。

镇 原 县

1.头痛立效方（畅文剑）

【方剂】川芎20g，当归15g，细辛5g，蜈蚣2条，全虫1.5g，代赭石15g。

【功效】活血化瘀，通络祛风止痛。

【主治】治疗神经性头痛、三叉神经痛、良性颅内压增高症等病。

【用法】干品加冰片适量浸泡30分钟，首煎沸后大煎30分钟，二煎沸后煎20分钟。两次共煎取500ml，分两次服。

【典型病例】患者，男性，43岁，主因"阵发性头痛，偶伴恶心10年余"，服用本方5剂，症状缓解，再服5剂症状消失，随访未再发。

附：畅文剑，生于1968年，镇原县人，中共党员，现屯字中心卫生院工作。

2.止痛溶栓胶囊（段治中）

【方剂】全蝎10g，蜈蚣20条，水蛭10g，鸡血藤60g，红花60g。

【功效】活血通络，化瘀止痛。

【主治】心绞痛，心梗，脑血栓，静脉栓塞。

【用法】共末，装胶囊。每服3g，一日3次，前3天加倍。

【典型病例】患者李某某，男，62岁。主因：左侧肢体无力，言语不清5小时入院。体查：T37.5℃、P82次/min、R21次/min、BP130/85mmHg，神清，精神欠佳，急性病容，言语欠清。口角向左侧偏斜，舌体偏向右侧。心肺腹部如常，左上肢肌力3级，左下肢肌力4级。给予脱水、营养脑细胞、活血化瘀治疗，同时口服止痛溶栓胶囊，治疗5天后，患者左侧肢体肌力明显改善。

附：段治中，生于1947年，镇原县人，中共党员，现屯字中心卫生院工作。

3.咳喘方（焦天新）

【方剂】核桃仁200g，杏仁50g，白果仁50g，葶苈子100g，百部20g，甘草30g，桑白皮30g。

【功效】止咳，化痰，平喘。

【主治】支气管炎、肺气肿、支气管哮喘症。

【用法】炮制后共为细末炼蜜为丸，每次 10g，2 次/日。

【典型病例】李某咳嗽气急不能平卧，经制丸服本方一剂后病愈。

附：焦天新，生于 1945 年，镇原县人，中共党员。外科副主任医师，从医 30 余年，擅长脾胃病及心脑血管病的中医治疗，现屯字中心卫生院工作。

4.加味平胃散（孙万刚）

【方剂】藿香 10g，苍术 10g，厚朴 10g，陈皮 6g，姜半夏 10g，木香 6g，黄连 6g，黄芩 10g，竹茹 6g，炒麦芽 15g。

【功效】燥湿运脾，行气和胃。

【主治】湿阻脾胃。

【用法】冷水浸泡半小时，文火煎半小时分离出药液约 250ml，再加入开水于药渣中文火再煎约 20 分钟，分离出药液约 150ml，两次混合调匀共约 400ml，口服 200ml/次，2 次/日。

【典型病例】刘某，男，57 岁，因长期在湿热高温下作业，一月来胃脘胀满、不思饮食、恶心、肢体沉重，自服"吗丁啉、香砂养胃丸"等中西药效果差，遂来我处诊治，诊见上述诸症，舌苔白腻厚、脉缓，为"加味平胃散"适应证，即投 3 剂，服后效果可。二诊：在前方基础上加砂仁 6g、白术 10g，服 3 剂后病愈。

附：孙万刚，生于 1969 年，镇原县人，现屯字中心卫生院工作。

5.益肾健脾抑肝汤（叶希元）

【方剂】补骨脂 10g，肉豆蔻 10g，吴萸 10g，白芍 10g，防风 10g，陈皮 10g，白术 10g，党参 15g，干姜 6g。

【功效】健脾燥湿，暖胃涩肠。

【主治】泄泻（脾肾阳虚型）。

【用法】水煎服，一日 1 剂（分 3 次口服）。

【典型病例】张某，56 岁，2008 冬诊，自利不渴，腹满不食，肠鸣腹痛，大便泄泻，泄必腹疼，腰酸肢冷，神疲乏力，有时五更起床而泄，病已两年百治不效，经上方 15 剂，基本告愈，一年后随访，据说饮食不当，感受寒冷以及情绪波动，偶尔腹泻反复，但一经上方配服 3 剂，即恢复正常。

附：叶希元，生于 1968 年，镇原县人，现屯字中心卫生院工作。

6.颈椎病自制药枕（郑雅琼）

【方剂】葛根 120g，川芎 60g，白芍 120g，当归 40g，黄芪 60g，草乌 20g，细辛 20g。

【功效】舒筋止痛，和解表里。

【主治】颈椎病神经根型、椎动脉型。

【用法】以灯芯草为辅基填充料，上方研细制成圆锥形枕芯，加热后敷于患部。

【辨证加减】失眠多梦加莲子心60g;肝阳上亢头痛、头晕加钩藤60g、蔓荆子60g、白蒺藜60g(以灯心草为原料,研细制成长40cm、直径10cm的圆柱形枕套)。

【典型病例】患者刘××,女,64岁,患颈椎、腰椎骨质增生多年,最近卧床不起,外敷用本方后,行动自如,能够自理生活。

附:郑雅琼,生于1967年,镇原县人,现屯字中心卫生院工作。

7.二妙甘石散（夏德杰）

【方剂】黄柏60g,苍术60g,甘草30g,青黛60g,石膏120g,滑石120g。

【功效】收湿止痒,清热解毒。

【主治】用于脓包疮、湿疮等皮肤病的治疗及烧烫伤、跌打损伤感染者。

【用法】共研细末和匀外敷。

【典型病例】徐某,男,13岁,1997年6月28日就诊。左侧臀部糜烂,滋水淋漓一天。于10天前左侧臀部始出现丘疹、水泡,因瘙痒而抓破,3天后渐糜烂,渗黄液,浸淫成片。经服用抗生素和输液治疗5天,糜烂面增大,流黄脓,疼痛、奇痒难忍,发热。舌红苔黄腻,脉滑数。证为湿热蕴,腐败成脓。治宜收湿敛疮,清热解毒为法,方用二妙甘石散,研细末干扑,每日1次,2天后,渗液明显减少,4日后开始结痂,一周后渐愈脱痂。

附:夏德杰,生于1972年,镇原县人,现屯字中心卫生院工作。

8.健脾止泻方（陈富荣）

【方剂】山药30g,滑石(包煎)10g,甘草6g。

【功效】健脾利湿。

【主治】用于小儿脾虚,泄泻不止,肌肤灼热,心中燥渴,小便不利或兼喘促。

【用法】每日1剂,水煎服,分两次服。

【典型病例】患儿李××,男,2岁,因腹泻水样便、发热、口渴2天来诊。体查:T:38℃、P:120次/min、R:30次/min,皮肤黏膜稍干燥,眼窝微凹,口唇稍干燥,双肺呼吸音清,心脏无杂音,腹部微隆,肠鸣音亢进,给予服用健脾止泻方2剂后大便正常,无发热。

附:陈富荣,生于1975年,镇原县人,现屯字中心卫生院工作。

9.荨麻疹方（孙勃）

【方剂】荆芥10g,防风10g,丹参10g,五味子10g,乌梅12g,蝉蜕10g。

【功效】辛温解表,祛除风邪。

【主治】风寒型荨麻疹。

【用法】水煎服,每日1剂,分2次服用。

【典型病例】王某某,患荨麻疹半

年,尤以夜间为甚,清晨减轻,疹形为红色隆起风团,奇痒,遇冷更甚,服西药类疗效不佳,服本方7剂后痊愈。

附:孙勃,生于1956年,西峰区人,现屯字中心卫生院工作。

10.郁病痰气郁结(梅核气)证经验方(景宝玉)

【方剂】半夏 12g,厚朴 9g,茯苓 12g,生姜 9g,苏叶 6g。

【功效】化痰散结,降逆和胃。

【主治】内科郁病、痰气郁结(梅核气)证。

【用法】水煎服,每日1剂,分两次服用。

【典型病例】患者女,45岁,已婚,农民,胸部闷塞4天,现自觉咽部如有物梗塞,苔白腻,脉弦滑。服药7剂后,症状好转。

附:景宝玉,生于1974年,镇原县人,现任郭原乡卫生院院长,擅长外科及中医。

11.肺肾气虚咳喘证经验方(段廷睿)

【方剂】蛤蚧1对(连尾),人参 12g,苦杏仁 12g,茯苓 15g,桑白皮 12g,川贝 12g,知母 12g,炙甘草 9g。

【功效】补肺益肾,定喘止咳。

【主治】肺肾气虚咳喘证。

【用法】水煎服,每日1剂,分两次服用。

【典型病例】患者张某,女,已婚,教师,52岁,咳嗽、喘息3天,现痰稠色黄,胸中烦热,舌质淡红,脉浮虚,服药7剂后,症状缓解。

附:段廷睿,生于1957年,镇原县人,现任郭原乡卫生院副院长,擅长内科及中医。

12.失眠心脾两虚证经验方(景宝玉)

【方剂】白术 9g,茯苓 9g,黄芪 12g,龙眼肉 12g,酸枣仁 12g,党参 6g,木香 6g,甘草 3g,当归 9g,远志 6g。

【功效】益气健脾,补血安神。

【主治】失眠、心脾两虚证。

【用法】水煎服,每日1剂,分两次服用。

【典型病例】患者女,49岁,农民,头晕目眩,心悸健忘4天,现四肢倦怠,面色少华,舌淡,苔薄,脉细无力。服药5剂后,症状好转。

13.外伤头痛,风寒证经验方(镇原民间)

【方剂】川芎 12g,荆芥 12g,白芷 6g,羌活 6g,甘草 6g,细辛 3g,防风 4.5g,薄荷 12g,半夏 12g,厚朴 9g,茯苓 12g,生姜 9g,苏叶 6g。

【功效】外散风邪,宣邪达窍。

【主治】外伤头痛,风寒证。

【用法】水煎服，每日1剂，分两次服用。

【典型病例】患者男，20岁，学生，头痛、鼻塞5天，现恶寒发热，目眩，巅顶作痛，舌苔薄白，脉浮。服药3剂后症状好转。

14.胃痛，肝气犯胃证经验方（镇原民间）

【方剂】柴胡6g，白芍5g，川芎5g，香附5g，枳壳5g，陈皮6g，甘草3g。

【功效】疏肝解郁，理气和中。

【主治】胃病，肝气犯胃证。

【用法】水煎服，每日1剂，分两次服用。

【典型病例】患者男，32岁，农民，胃脘胀痛、胸闷嗳气3天，现喜长叹息，大便不畅，气则加重，苔薄白，脉弦。服药5剂后症状好转。

15.小儿风寒咳嗽经验方（镇原民间）

【方剂】梨+花椒+冰糖。

【功效】润肺、止咳、化痰。

【主治】风寒咳嗽。

【用法】梨1个，洗净，横断切开挖去中间核后，放入20颗花椒，2粒冰糖，再把梨对拼好放入碗中，上锅蒸半小时左右即可，一只梨可分两次吃完。蒸花椒冰糖梨对治疗风寒咳嗽效果非常明显，但有的孩子不喜欢花椒的味道，家长可自己选择。

以上是治疗风寒咳嗽的食疗方，家长在运用这些方法治病的同时，还应注意以下性寒凉的食物不能让孩子吃：绿豆、螃蟹、蚌肉、田螺、蜗牛、柿子、柚子、香蕉、猕猴桃、甘蔗、西瓜、甜瓜、苦瓜、荸荠、慈姑、海带、紫菜、生萝卜、茄子、芦蒿、藕、冬瓜、丝瓜、地瓜等。

【典型病例】郭××，女，2岁。因受风寒咳嗽，流涕、咽痒、头痛，迎风流泪，苔白，脉数。以此法，食疗而愈。

16.清胃散加减方（镇原民间）

【方剂】玄参15g，生地12g，黄芩10g，威灵仙10g，升麻10g，荆芥12g，防风12g，细辛3g，煅石膏25g，滑石15g，怀牛膝12g，生赭石30g，生甘草6g。

【功效】清胃泻火。

【主治】胃热牙疼。

【加减】上下门牙痛"心肾火旺"加黄连、黄柏、知母各6g；两边老牙痛"脾胃火盛"加白芷、焦术、川芎各6g；上下两边牙痛"肝胆火旺"加羌活、柴胡、龙胆草、栀子各6g；上下右边牙痛"肺肠火旺"加大黄、黄芩、桔梗各6g。

【用法】每日1剂，文火煎服，15分钟左右即可，分两次服。此方孕妇禁用

【典型病例】刘×，男，40岁。4天前因食辛辣、平时嗜酒，自觉牙痛难忍，吃凉食物稍减，用此方加减治疗效果奇

佳。

17.白芍甘草汤（镇原民间）

【方剂】白芍 15g,甘草 6g。

【功效】解痉止痛。

【主治】四肢酸麻、腿抽筋治疗。

【用法】煎一碗汤一次服下,一日 2 次,连服一星期,有特效。

【典型病例】陈××,男,25 岁。患者于 5 天前左腿酸软,服用钙济效果不佳,遂用此方 3 剂,左腿酸软缓解。

18.天麻钩藤饮加减（镇原民间）

【方剂】天竺黄 2g,钩丁 2g,大黄 2g(后下),荆芥 2g,薄荷 2g,姜虫 1g,全虫 1g,天麻 2g,胆南星 2g,金佛草 1g,生草 2g。

【功效】止咳化痰,平肝熄风。

【主治】小儿惊风。

【用法】水煎服,每日 1 剂,分两次服用。

【典型病例】王××,男,8 个月。患者于两天前因受凉出现咳嗽、发烧,遂用四肢抽搐,用各种退烧针剂效果不佳,体温虽降至正常,可一发烧又出现抽搐等现象,于是服用此剂,效果奇佳。

19.秦皮汤（镇原民间）

【方剂】秦皮 250g。

【功效】清热燥湿,清肝明目。

【主治】眼结膜炎。

【用法】上药加水 500ml,分煎 2 次,合 2 次药液再熬成 250ml,用滤纸过滤。将滤液灌注空眼药瓶内,每支 10ml,滴眼

【典型病例】郭××,男,成人。两目白睛红赤,眼珠、头额刺痛,迎风流泪,眼眵稠黏,口苦而干,小便黄短,纳差,睡眠不安,苔黄,脉弦数。以此法滴眼,辅以秦皮汤外洗而愈。

20.两根汤（镇原民间）

【方剂】板蓝根、白茅根各 60g。小儿药量减半。

【功效】凉血止血,清热解毒。

【主治】红眼病。

【用法】每天 1 剂,水煎分早晚饭后服。小儿则少量频服。禁忌辛辣。

【典型病例】赵×,男,4 岁。患儿 4 天前自觉两目涩痛,结膜充血,加重 1 天,两眼睑水肿,有黏液流出,畏光羞明。诊为急性卡他性结膜炎,曾肌肉注射青霉素、外滴氯霉眼药水治疗 4 天,症不减。服用本方愈。

21.二黄白皮汤（镇原民间）

【方剂】白头翁 30g,秦皮 12g,黄柏 6g,黄连 6g。

【功效】清肝明目,清热解毒。

【主治】急性结膜炎。

【用法】每天 1 剂,水煎 2 次,混匀,分早晚 2 次口服。

【典型病例】王××,男,21 岁。患急

性结膜炎2天,曾经抗菌药物及乳汁外用等治疗罔效。患者右侧眼睑肿胀,白睛暴赤疼痛,热泪如汤,并兼发热、头痛,大便不畅,小便短赤,舌质红、苔薄黄,脉浮数。此为肝肺之人俱盛之暴风客热证。予上方3剂而愈。

22.泽漆汤(镇原民间)

【方剂】泽漆30g(鲜者更佳但须加量1倍),生白矾6g。

【功效】利水消肿。

【主治】红眼病。

【用法】上药用水500ml,煎开5分钟即可。倒出30ml(只服1次)待温服,然后趁热熏洗双眼,每次熏洗15~20分钟,每天2~3次。每次熏洗前将药液加温。

23.凉血化瘀敷剂(镇原民间)

【方剂】生地15g,红花10g,当归尾8g。

【功效】凉血活血止痛。

【主治】结膜炎。

【用法】将上药捣烂敷患眼,每天敷1次。

【典型病例】陈××,男,30岁。患者于5天前左眼赤痛,经注射青霉素、外用四环素眼膏等未见效。诊见右眼亦渐红肿。以上方外敷2次,肿赤消散,疼痛消失。

24.痹痛散方(吴小飞)

【方剂】乌药10g,陈皮1g,干姜8g,枳壳10g,白僵蚕10g,川芎1g,白芷8g,桔梗1g,麻黄6g,生姜3片,大枣3枚,炙草6g。

【功效】温中散寒,理气止痛。

【主治】风气攻注,肢节麻痹瘫痪。

【用法】每日1剂,水煎分3次服。

附:吴小飞,镇原县平泉中心卫生院工作,中医师。

25.洗足止泻汤(杨发虎)

【方剂】杏树根皮30g,白矾3g。

【功效】收涩止泻散寒除湿。

【主治】小儿科腹泻病、寒湿泻证。

【用法】杏树根皮去掉外表红皮,取白皮和白矾煎汤外洗患儿双足,每天2~3次。

【典型病例】刘某,男,2岁,腹泻2日,泻下蛋花水样便,一日5~6次,患儿无痛苦,饮食及活动正常,用该方治疗3天后腹泻止。

附:杨发虎,镇原县平泉中心卫生院工作,中医主治医师。

26.急性腰扭伤验方(闫博文)

【方剂】山栀子12g,大黄8g,姜黄3g,冰片3g,葱白60g,白酒适量。

【功效】活血通络,化瘀止痛。

【主治】急性腰扭伤。

【用法】将上药共研为细末,葱白捣

烂,上药和捣烂的葱白混匀后用白酒调成膏状,外敷于腰部最疼痛处。

附:闫博文,生于1978年,镇原县郭原乡人,平泉中心卫生院副院长,从事医院医疗业务管理工作和外科临床工作。

27.蜈蚣利水汤（杨发虎）

【方剂】蜈蚣1条。

【功效】利水消肿,补肾。

【主治】肾炎病、水肿证。

【用法】蜈蚣1条,研细末,装入鸡蛋内封口,煨熟食用。

【典型病例】王某,男,45岁,患慢性肾炎3年余,病情时轻时重,经多方治疗病情反复,缠绵难愈经用该方治疗用药2月余病愈,随访未见复发。

28.二六洗剂（朱东明）

【方剂】桂枝15g,桑枝15g,伸筋草30g,透骨草30g,艾叶15g,红花15g,花椒15g,川乌9g,草乌9g,刘寄奴15g。

【功效】舒筋通络,消肿祛瘀。

【主治】对于骨折后膝关节挛缩引起的疼痛、肿胀、功能受限、肌肉痉挛等症状的改善作用明显。

【用法】将一剂药倒入3000ml水中加热煮开后,将患膝置于药盆上方熏蒸,待药液(带药渣)冷却到40℃左右时将患部用浸泡入药液的毛巾趁热湿敷30min,再用持续被动运动机(CPM)辅助锻炼30min。每天2次,10天为1疗程,治疗2个疗程。

附:朱东明,镇原县平泉中心卫生院工作,中医师。

29.温脾益胃汤（朱天成）

【方剂】党参15g,炒白术15g,茯苓10g,炙甘草5g,苏梗10g,佛手10g,良姜10g,香附10g,砂仁5g,丹参20g,葛根15g,生姜5g,大枣3枚。

【功效】益气健脾,温胃和中。

【主治】慢性萎缩性胃炎病脾胃虚寒气滞,脾虚胃弱,中焦气滞等证。

【用法】冷水浸泡2小时,然后煎2次,每次煎约200ml混合后分两次温服。

【典型病例】祁菊兰,女,58岁,新城乡东庄村人,主因半年来胃脘胀满,每遇受凉后则加重,平凉市人民医院胃镜示:慢性浅表萎缩性胃炎,服西药效果不佳,乏力便溏,舌质淡,苔薄白,脉沉细。余以本方加公英20g、炒麦芽15g、川厚朴10g加减服20余剂,食欲增加,上腹饱胀感消失,40剂痊愈。

附:朱天成,镇原县平泉中心卫生院工作,中医主治医师。

30.甘露饮（许元麒）

【方剂】枇杷叶10g,生熟地黄各10g,天冬10g,枳壳6g,茵陈10g,麦冬10g,石斛10g,炙草6g,黄芩10g。

【功效】清热泻火,消肿止痛。

【主治】齿龈肿烂,目赤肿痛。

【用法】每日1剂,水煎分两次服。

【典型病例】刘萍,女,45岁,于2011年9月因牙龈肿疼,经服此方6剂痊愈。

附:许元麒,镇原县平泉中心卫生院工作,中医主治。

31.排石汤(韩明祖)

【方剂】海金沙30g,冬葵子15g,滑石15g,牛膝15g,车前子12g,石韦9g,枳壳6g。

【功效】清热利湿,化石通淋。

【主治】肾及输尿管结石。

【用法】水煎服,一日1剂,分两次服。

附:韩明祖,副主任中医师,镇原县新城乡人,中共党员。现在镇原县平泉中心卫生院工作。

32.白龙散(陈访杰)

【方剂】龙骨30g,白芨30g。

【功效】收敛止血。

【主治】外伤鼻出血,青少年无明显诱因鼻出血。

【用法】取二药各等份,研细末,混合均匀,备用,用时取适量卷纸筒吹入鼻腔。血小板减少,再障等血液病患者慎用,但可辅助治疗。

【典型病例】患者男,16岁,每年夏季鼻出血2~3次,本次就诊因上体育课后,无明显原因鼻出血不止,先后用止血芳酸、维生素C、维生素K、棉球填塞均无效,急诊用白龙散适量,卷纸筒吹入鼻腔,15分钟血止。

附:陈访杰,生于1966年,镇原县中原乡人,副主任中医师,毕业于甘肃中医学院,现在平泉中心卫生院中医科门诊工作,从医20余年,擅长治疗代谢性疾病和现代生活方式疾病,临床经验丰富。

33.大建中汤(慕双利)

【方剂】蜀椒5g,干姜15g,人参10g。

【功效】温胃解痉。

【主治】胃肠痉挛、急性胃炎、肠道蛔虫症。

【用法】每日1剂,水煎服,分两次服。

【典型病例】夏××,肚子痛2天余。连服3天大建中汤病情缓解。

附:慕双利,生于1978年,镇原县人,从医10余年,擅长内、科的疑难杂症,现为镇原县新集乡卫生院医办公室主任。

34.治疗胆囊炎偏方(贾谦)

【方剂】丹参500g,郁金250g,茵陈100g,蜂蜜1kg,黄酒适量。

【功效】利胆清热。

【主治】适用于胆道阻塞、胆囊疼痛、胆火旺、湿热重者。

【用法】把丹参、郁金、茵陈倒入大砂锅,加冷水浸没,浸泡2小时后,先用中火烧沸,加黄酒2匙,改用小火慢煎1小时,约剩下1大碗药液时,滤过头汁,再加冷水3大碗,煎2汁,约剩下大半碗药液时,滤出、弃渣,将头汁、二汁、蜂蜜一起倒入大碗盆内,拌匀,碗盆加盖用旺火,隔水蒸2小时,离火、冷却、装瓶、盖紧。每日2次,每次1~2匙,饭后开水冲服,3个月为1疗程。

附:贾谦,镇原县人,现任马渠卫生院院长。

35.清经汤(王生珺)

【方剂】熟地10g,白芍10g,丹皮10g,地骨皮15g,青蒿9g,茯苓6g,黄柏3g。

【功效】清热凉血调经。

【主治】主治月经先期量多等。

【用法】每日1剂,水煎服,分两次服。

36.消渴方(路天龙)

【方剂】玉米缨20g,石膏30g,生地30g。

【功效】滋阴清热。

【主治】消渴,阴虚发热型。

【用法】每日1剂,水煎服,分两次服。

【典型病例】林某,女,65岁,患口渴多饮、多食、多小便2年,经化验尿糖(++),舌质红,脉细数,诊为消渴(阴虚发热型)。用本方5剂,药后诸症大减,效不更方10剂,代茶多服轻剂疗法,药尽症除。尿检恢复正常。

37.小儿厌食方(夏向乐)

【方剂】山楂10g,鸡内金1个。

【功效】开胃、助消化。

【主治】小儿厌食。

【用法】每日1剂,水煎服,分两次服。

附:夏向乐,镇原县马渠卫生院工作,医士。

38.治疗胃脘痛偏方(张彦兵)

【方剂】柴胡(醋炒)10g,醋香附10g,炒枳壳10g,佛手片10g,紫苏梗10g,鸡内金10g,白芍12g,陈皮5g,甘草5g。

【功效】疏肝和胃。

【主治】胃脘痛,肝胃不和型。

【用法】每日1剂,水煎服,分两次服。

【典型病例】彤某某,男,35岁。患胃脘痛史一年,曾去过数家医院治疗,X线钡餐检查确诊为胃窦炎,用过多种西药片剂、针剂以及液体疗法获效甚微。今查胃脘胀痛,甚连及胁肋,舌苔薄白,脉沉弦。诊为肝胃不和型胃脘痛,给本方3剂。药后症减。守方不变共6剂痊愈。

附：张彦兵，镇原县马渠卫生院工作，医士。

39.引精止血汤（郭玉琴）

【方剂】人参15g,白术30g,茯苓10g,熟地30g,山萸15g,炮姜6g,黄柏10g,芥穗10g,车前子(包煎)10g。

【功效】温中暖脾,理气止痛,益气摄血。

【主治】非器质性、接触性出血或长期少量出血、面色㿠白、疲乏无力、四肢酸软少腹胀痛、白带青有腥臭味久治不愈。

【用法】芥穗用温火炒,表面微黑,每日1剂,水煎分两次服。服药期禁房事,注意局部卫生。

附：郭玉琴,生于1964年,镇原县城关镇人,毕业于兰州市卫校,现在镇原县妇幼保健站工作。任婚检科医师。

40.脾胃虚寒型胃痛经验方（韩学究）

【方剂】党参30g,黄芪30g,茯苓30g,当归15g,白术15g,砂仁15g,麦芽12g,神曲12g,佛手15g,枳实15g,黄连15g,乌贼骨15g,丹参15g,厚朴15g,生姜10g,甘草6g。

【功效】温中健脾,理气止痛。

【主治】胃痛病——脾胃虚寒证。证候：胃脘隐痛,喜温喜按,空腹痛甚,得食则缓,劳累或受凉后加重,泛吐清水,神疲纳呆,舌淡苔白,脉弱或迟缓。

【用法】水煎服,一日1剂,分两次服用。

附：韩学究,镇原县人,现在武沟卫生院工作。

41.淋证之脾肾两虚证（郭进堂）

【方剂】生黄芪150g,山药60g,菟丝子60g,金樱子50g,炙川芎100g,陈皮30g。

【功效】补脾益肾。

【主治】劳淋病——脾肾两虚。症候,遗尿,与劳即发,时有时无,腰膝酸软,神疲乏力,舌质冷,脉细弱。

【用法】研末炼成蜜丸,每丸10g。一日2次,一次1丸,儿童减量。

附：郭进堂,镇原县人,现任武沟卫生院院长。

42.食疗法治疗术后肠粘连（轻度)(郭进堂）

【方剂】黄芪15g,皂刺6g,小米80g。

【功效】益气和胃,破坚散结。

【主治】腹痛病——气虚血瘀,脾胃不和。证见:腹腔术后,腹部包块,隐隐作痛,口淡无味,不思饮食,舌质淡或见瘀斑,脉虚。

【用法】黄芪、皂刺研末;小米先煎15分钟后加入黄芪,皂刺磨粉再煎15分钟,顿服。

【按语】对症用药,此方治疗术后肠粘连(轻度)疗效较佳,若有特殊情况或效果不明显时应按西医临床方法处理。

43.脾胃湿热,瘀血阻络型胃脘痛经验方(杜鸿雄)

【方剂】北沙参30g,麦冬30g,玉竹20g,生地20g,竹叶15g,生石膏30g,半夏10g,大枣5枚,红花10g,川芎15g,桃仁10g,丹参20g,三棱10g,莪术10g,陈皮10g,焦三仙各10g,甘草10g。

【功效】清化湿热,养阴活血。

【主治】胃脘痛病——脾胃湿热、瘀血阻络。证候:胃脘灼痛,痛势急迫,痛有定处或刺痛,嘈杂泛酸,口燥咽干或伴大便干燥,舌红少津,脉细涩。

【用法】水煎服,一日1剂,分两次温服。

44.眩晕汤(郭进堂)

【方剂】泽泻20g,白术12g,茯苓6g,陈皮8g,半夏8g,女贞子10g,旱莲草15g,菊花8g,牛膝6g,甘草6g,益智仁12g。

【功效】滋补肝肾,健脾化湿。

【主治】眩晕病——肝肾阴虚,痰湿中阻。症候:眩晕、头重昏晕,腰酸膝软,两目干涩,舌苔厚腻,脉濡滑。

【用法】水煎服,一日1剂,分两次温服。

45.治疗慢性胃炎(张世科)

【方剂】金银花24g,半枝莲24g,白花蛇24g,连翘10g,生地15g,白茅根15g,射干10g,仙鹤草10g,赤小豆30g,大枣7枚。

【功效】清热解毒,凉血止血。

【主治】慢性肾炎尿蛋白阳性,尿隐血阳性。

【用法】水煎服,一日1剂,分两次温服。

【加减】慢性者可加黄芪20g、党参20g、女贞子15g、杜仲10g、枸杞10g。

【典型病例】郭广东,男,42岁,慢性肾炎5年,遇劳累后出现乏力,肿胀,尿检:蛋白(+++),隐血(+)。服用本方5剂后,尿蛋白(-),隐血(-)。

附:张世科,镇原县人,现任三岔中心卫生院副院长。

46.温肠止泻汤(刘万社)

【方剂】党参15g,白术15g,赤石脂(先煎)30g,肉豆蔻15g,车前子(包煎)15g,罂粟壳9g,柯子10g,陈皮12g,厚朴12g。

【功效】益气健脾,温中止泻,利水渗湿。

【主治】脾胃虚寒性便溏。

【用法】水煎服,一日1剂,分两次

温服。大便秘结者禁用。

【典型病例】曹发良,男,54岁,三岔大塬人,经常便溏,尤以食油腻之食后为主,服用此剂5剂后未见复发。

附:刘万社,镇原县三岔中心卫生院工作,医师。

47.鼻渊茶剂(柳晓芳)

【方剂】菊花、辛夷(少许,1:1)。

【功效】疏散风热,清热解毒,芳香通窍。

【主治】外感型鼻渊。

【用法】取菊花、辛夷(剥开头部少许)等量,泡茶饮用,持续服用一月余。

【典型病例】柳××,女,23岁,三岔周家庄人,曾因外感致鼻塞,流浊涕,头痛一月余,服用本方持续1月余,彻底痊愈,未复发。

附:柳晓芳,镇原县三岔中心卫生院工作,药士。

48.小儿肺热咳嗽经验方(张效红)

【方剂】地骨皮15g,桑白皮(炒)15g,炙甘草3g,粳米10g。

【功效】清泻肺热,止咳平喘。

【主治】肺热咳喘证。

【用法】水煎服,一日1剂,分两次饭前服。

附:张效红,镇原三岔卫生院工作,中医师。

49.自拟调气益胃汤(张世科)

【方剂】郁金10g,木香6g,香附10g,玄参10g,元胡10g,苍术10g,白术10g,焦三仙各15g,当归10g,白芍10g,甘草6g。

【功效】理气,和胃,止痛。

【主治】治疗各种虚实证(寒邪客胃,肝气犯胃)等急慢性胃炎。

【用法】水煎服,一日1剂,分两次服。

【加减】胃痛轻腹胀为主者,加厚朴10g;以疼痛为主加炒蒲黄10g、五灵脂10g;以口吐泛酸水者加煅楞子10g。临床治疗急慢性胃炎。

50.鼻窦炎经验方(刘万社)

【方剂】苍耳,白芷,细辛,荆芥,薄荷,川芎,菊花。

【功效】辛香开窍。

【主治】慢性鼻窦炎,或萎缩性鼻炎。

【用法】上药各等份(约6g左右),将药混合,每日用1大撮加水煎沸,趁热熏鼻,每次熏10分钟左右,下次再煎再熏,每日熏3~5次,不可间断,以1个月为1疗程。

附:刘万社,镇原县三岔中心卫生院工作,医师。

51.牙痛经验方(一)(张效红)

【方剂】川黄连50g,大黄50g,冰片

10g,薄荷冰 5g。

【功效】清热,消肿,止痛。

【主治】各种牙痛。

【用法】黄连、大黄共为极细末,先用少量药末分别同冰片、薄荷冰研细,最后混匀研细,密封备用。一枚牙齿用 0.5~1.0g,加热开水调成极稠的糊状敷患牙(冬季或牙齿遇凉痛加重者用温白酒调)。

附:张效红,镇原三岔卫生院工作,中医师。

52.牙痛经验方(二)(张效红)

【方剂】生地 30g,元参 30g,生石膏 10~15g,胆草 10g,乳香 10g,没药 10g,细辛 3g。

【功效】滋阴泻火,祛风止痛。

【主治】各种牙痛。

【用法】武火煎煮 20~30 分钟,将药液含入口中片刻,而后咽下,其痛立减。每剂煎 2 次,分两次服。一剂愈者勿再服,病重者可日服 2 剂。

53.颈椎病经验方(张世科)

【方剂】葛根、黑豆、蛇蜕、黑芝麻、人参、鹿茸、熟地、黄芪、核桃、枸杞、甘草、白酒各适量。

【功效】滋补肝肾,舒筋活络。

【主治】颈椎病,腰腿痛。

【用法】药浸酒内一个月,服 15ml,一日 2 次,1 月为 1 疗程。

54.治偏头痛经验方(樊宝刚)

【方剂】葛根 15g,白芍 15g,钩藤 15g,黄芩 10g,天麻 10g,僵蚕 10g,黄连 6g,当归 6g,甘草 5g。

【功效】疏肝平肝,解痉止痛。

【主治】偏头痛。

【用法】水煎服,每日 1 剂,分两次服,连服 5~10 剂为 1 疗程。

55.治胃、十二指肠溃疡方(张小虎)

【方剂】党参 18g,白术 12g,云苓 15g,柴胡 9g,佛手片 5g,乌贼骨(或煅瓦楞子)15g,甘草 5g。

【功效】健脾益气,疏肝和胃。

【主治】胃、十二指肠溃疡,慢性胃炎,胃肠神经官能症。

【用法】水煎服,每日 1 剂,分两次服。

【加减】嗳气反酸者加砂仁、元胡或合用乌贝散(乌贼骨 85%,浙贝母 15% 研为极细末),每服 2~3g。肝气郁结者加白芍、枳壳、郁金,或左金丸。肝郁化火或胃热过盛者合用三黄泻心汤。脾胃虚寒者加黄芪、桂枝、法夏或附桂理中汤。兼吐血便血者加侧柏叶、白及、阿胶、田七末(炒)。胃阴亏虚者加麦冬、石斛、玉竹等。

附:张小虎,镇原县南川卫生院副院长,医士。

56.治萎缩性胃炎方（杏继红）

【方剂】太子参30g,云苓12g,淮山药12g,石斛12g,小环钗12g,麦芽30g,丹参12g,鳖甲(先煎)30g,甘草5g,田七末3g(冲服)。

【功效】健脾养胃,益阴活络。

【主治】萎缩性胃炎,慢性浅表性胃炎。

【用法】水煎服。每日1剂,分两次服。脾胃气虚较甚者加黄芪或参须(另炖);湿浊偏重者加扁豆、鸡蛋花、苡仁等;肝郁者加素馨花、合欢皮、郁金等。

附：杏继红,镇原县南川卫生院工作,主治医师。

57.治急性阑尾炎方（景江）

【方剂】生大黄(后下)15g,蒲公英15g,冬瓜仁30g,桃仁12g,丹皮9g,皂角刺12g,芒硝(冲服)6g。

【功效】清热泻下。

【主治】急性阑尾炎;阑尾脓肿(药物组成中去芒硝)。

【用法】水煎服,每日1剂,分两次服。

附：景江,镇原县南川卫生院工作,医师。

58.治冠心病方（刘小林）

【方剂】党参18g,竹茹10g,法半夏10g,云苓15g,橘红10g,枳壳6g,甘草5g,丹参18g。

【功效】益气祛痰以通心阳

【主治】冠心病。

【用法】水煎服。每日1剂,分两次服。

【加减】气阴两虚者合生脉散;血瘀胸痛甚者加田七末、豨莶草或失笑散;气虚甚者合用四君子汤或重用黄芪;血压高加草决明、代赭石、钩藤、牛膝;血脂高加山楂、布渣叶、草决明、首乌。

附：刘小玲,镇原县南川卫生院工作,医士。

59.小儿发热经验方（镇原民间）

【方剂】金银花6g,连翘6g,黄芩6g,板蓝根8g,生地8g,丹皮6g,甘草2g。

【功效】清热解毒,化湿泄热。

【主治】小儿高热不退或高热惊厥。

【用法】水煎服。每日1剂,分两次服。

【典型病例】刘某,男,2岁。出现发热、咽痛、咳嗽、夜间尤甚。两肺呼吸音增粗,还伴有干湿啰音。给上方一剂口服,症状明显缓解。

60.牙痛经验方（王恺）

【方剂】石膏30g,防风10g,升麻6g,生地15g,黄芩15g,黄柏10g,知母10g,甘草6g。

【功效】滋阴泻火,清热止痛。

【主治】阴虚火旺之牙痛。

【用法】水煎服。每日1剂,分两次服。

【典型病例】李某,男,49岁。牙痛一年余,服用此方5剂,牙痛愈。随访两年未复发。

附:王凯,镇原县临泾石崖村卫生所,乡村医生。

61.滑石散(镇原民间)

【方剂】滑石12g,甘草6g,火硝18g。

【功效】清热利湿,化石通淋。

【主治】肾及输尿管结石。

【用法】每次用鸡内金6g煎汤送服上述药末3g,一日2次。

【典型病例】焦某,女,56岁。腰痛伴小便频数两月余。3月前突发右下腹疼痛,小便次数增多,少量血尿。B超检查确诊右侧输尿管结石、服用滑石散2剂诸症减轻,再服用5剂痊愈,半年随访无复发。

62.降压方(马海龙)

【方剂】钩藤15g,菊花12g,桑叶10g,青葙子10g,夏枯草10g,草决明10g,川芎20g,川牛膝15g,桑寄生15g。

【功效】清利头目,清肝泄热。

【主治】主治肝阳上亢。

【用法】水煎服。每日1剂,分两次服。

【典型病例】刘某,女,65岁。近日头晕头痛、四肢麻木、视物模糊、头胀目赤,急躁易怒,血压高。给予上方5剂,病情大减。

附:马海龙,镇原县人,现任临泾卫生院副院长。

63.自拟痔疮洗剂(张绪学)

【方剂】芒硝60g,二花30g,蒲公英30g,防风30g,白芷30g,甘草15g。

【功效】清热解毒,除湿,消肿生肌。

【主治】湿热瘀阻引起的外痔。

【用法】将上述此方装入纱布袋内,加2000~2500ml水,用青石把药袋压沉锅底,煎沸后先熏后洗,再坐浴,每次不少于30分钟,每日两次夏季每剂可用2~3天,冬季每剂可用4~5天。

【典型病例】范某,女,48岁,临泾乡良韩村上庄自然村。主因肛门疼痛、下坠、便后流鲜血1周余。于2008年4月16日前来门诊就诊。经查:肛管齿线以下有表面青紫而红肿的肿物呈环状不规则形,经用自拟痔疮洗剂2剂后治愈。随访至今未复发。

附:张绪学,镇原县临泾卫生院工作,医士。

64.自拟痔疮洗剂(脱义龙)

【方剂】芒硝150g,枯凡100g,冰片15g。

【功效】清热解毒、除湿、消肿生肌。

【主治】湿热淤阻引起的外痔。

【用法】将上述此方,加水 2000~2500ml,熔化后,先熏后洗,再坐浴。每次不少于 30 分钟,每剂可分次使用。

【典型病例】包某,男,70 岁。临泾桃园村。主因肛门疼痛下坠、便后流血 1 周余。2007 年 8 月 12 日前来门诊就诊。经查肛管齿线以下有表面红肿的肿物,呈环状不规则形。经用自拟庤疮洗剂 1 剂后治愈。随访至今未发。

附:脱义龙,镇原县临泾桃园卫生所乡村医生。

65.益气通络胶囊(赵希锋)

【方剂】生黄芪 60g,丹参 60g,川芎 45g,地龙 30g,水蛭 30g,桂枝 30g。

【功效】益气活血,化瘀通络。

【主治】中风之气滞血瘀证。

【用法】上药共为细末,装入要用 0 号胶囊,每次 4 粒,一日 3 次。

【典型病例】患者男,65 岁,右侧肢体软瘫 3 日,CT 示多发性梗死,即以上述药物一剂共服 25 天,症状消失,肢体功能恢复。

附:赵希锋,镇原县人,现任孟坝中心卫生院院长。

66.紫金丹(孙守华)

【方剂】白砒石 3g,淡豆豉 30g,明矾 10g。

【功效】祛痰化湿,宣肺平喘。

【主治】哮喘之寒湿蕴肺证。

【用法】上药共为细末,水泛为丸,如麻子大小。每次 1g(每日白砒石用量不超过 0.075g),一日 1 次,服 1 周停 1 周。

附:孙守华,镇原县人,现任县中医院内科主任。

67.烫伤膏 1 号方(马伟华)

【方剂】黄柏 20g,地龙 20g。

【功能】清热解毒,消肿生肌。

【主治】轻度烫伤。

【用法】上药共为细末,香油调糊,涂患处。

【典型病例】患者李某,女,26 岁,左下肢开水烫伤浅 1 度,给予上方外敷,8 日后结痂,继续给予上方,再 6 日瘢痕退,痊愈。

附:马伟华,镇原县人,现任镇原县中医院院长。

68.烫伤膏 2 号方(马伟华)

【方剂】生大黄 20g,生地榆 20g。

【功能】清热解毒,消肿化火。

【主治】烫伤之湿热浸淫证。

【用法】上药共为细末,蛋清或香油调糊,涂患处。禁内服。

【典型病例】患儿孙某,男,5 岁,左手被火烫伤,诊断为浅 2 度,给予上方外敷,10 余日后痊愈。

69.痔疮外洗方(赵希锋)

【方剂】椿根白皮 30g,生大黄 15g,

苦参 10g,蛇床子 15g,鱼腥草 30g,枯矾 10g。

【功效】清热止痛,防腐生肌。

【主治】痔疮之湿热下注证。

【用法】常规水煎,滤汁 1000ml,置容器内,先熏后洗。

【典型病例】患者李某,男,28 岁,有混合痔病史 3 年,3 天前病情发作,肛周红肿热痛,查:3、5 点可见肿大痣核外露,充血水肿。给予上方外洗,两次后既缓解,3 日后痊愈。

70.盆腔炎、妇炎汤（张志琴）

【方剂】败酱草 30g,车前子 10g,元胡 10g,当归 10g,蒲公英 30g,党参 10g,柴胡 10g,香附 10g,土茯苓 15g,生地 10g,红花 10g,鳖甲 10g。

【功能】活血化瘀,行气止痛。

【主治】盆腔炎瘀血阻滞证。

【用法】水煎服,每日 1 剂,分两次服。禁生冷油腻、经期、孕妇禁用。

附:张志琴,镇原县人,现任县中医院妇科副主任。

71.清带汤（张志琴）

【方剂】白术 15g,山药 10g,人参 10g,白芍 15g,苍术 15g,甘草 6g,陈皮 15g,荆芥 15g,柴胡 12g,车前子（包煎）15g。

【功能】益气补虚,除湿止带。

【主治】带下病之肾虚证。

【用法】水煎服,每日 1 剂,分两次服。

72.小儿泄泻、止泻脐贴膏（刘起杰）

【方剂】丁香 3g,吴茱萸 5g,肉桂 3g,干姜 2g,肉蔻 3g,白胡椒 3g。

【功效】温中健脾,行气止泄。

【主治】小儿泄泻。

【用法】上药共为细末,取适量,用敷料包裹,治愈肚脐上,每日 1 次,对辅料过敏者,可以用纱布代替。

附:刘起杰,镇原县人,现任县中医院儿科副主任。

73.咳嗽、百咳散（田新社）

【方剂】蜈蚣 2 条,生甘草 6g,杏仁 6g。

【功能】止咳化痰,宣肺平喘。

【主治】主治小儿咳嗽。

【用法】上药研粉与蜂蜜加热调成糊状口服,用量遵医嘱。

附:田新社,镇原县人,现任县中医院内儿科主任。

74.祛风散（张志敏）

【方剂】黄连 5g,冰片 0.3g,麸皮（小麦）适量。

【功能】清热燥湿,解毒止痒。

【主治】皮肤瘙痒。

【用法】黄连研末加入冰片及适量麸皮,水调成糊状外敷口周,保留 30 分钟后清洗干净,每日2次。

【典型病例】患儿徐某某,女,7岁,每于春冬季节反复口周皮肤颜色发红干燥,偶有裂纹,疼痛不适,瘙痒明显,色素加深,经祛风散治疗3天,口服复合维生素B 2周痊愈,随访2年未复发。

附:张志敏,镇原县人,现任镇原县中医院内儿科主任。

75.脚气病、苍耳子渗湿止痒汤(刘自敏)

【方剂】苍耳子15g,木槿皮15g,地肤子15g,蛇床子15g,枯矾6g。

【功能】清热利湿,杀虫止痒。

【主治】主治脚气湿热侵淫证。

【用法】上药加水3000ml,煮沸20分钟,降至何时温度后足浴,一日1~2次。禁口服。

【典型病例】患者男,48岁,双脚趾缝间糜烂奇痒,伴足背红肿疼痛,用本方3剂后痊愈。

附:刘自敏,镇原县人,现任镇原县中医院副院长。

76.指压攒竹穴治疗呃逆(胡彩霞)

【方法】拇指螺纹面按压双侧攒竹穴,按压时间1~2分钟。

【功能】降逆除呃。

【主治】呃逆呕吐。

【典型病例】李某,男,45岁,呃逆两天,频发不止,不能安睡,按压双侧攒竹穴,2分钟后呃逆止,观察半小时无复发。

附:胡彩霞,镇原县人,现任县中医院针灸科主任。

77.阑尾炎验方(成克效)

【方剂】地榆15g,麦冬15g,生薏苡仁20g,当归15g,玄参25g,金银花20g,黄芩15g。

【功效】清热解毒,除湿排脓。

【主治】肠痈(急性阑尾炎)。

【用法】水煎,每日1剂,分2次内服。单纯阑尾炎无并发症者效果较佳,对于急性化脓性阑尾炎、慢性阑尾炎急性发作、幼儿、体质虚弱者需配合其他疗法。

【典型病例】张××,女,29岁,上腹部疼痛,伴发热、恶心、呕吐,后天天转移至右下腹,确诊为急性阑尾炎。用次方3剂。症状消退。

附:成克效,生于1966年,镇原县人,从医20余年,擅长内、科的疑难杂症,现为镇原县开边中心卫生院院长。

78.八味降压汤(成克效)

【方剂】丹皮18g,丹参20g,川牛膝15g,夏枯草12g,钩丁15g,马兜铃12g,赭石30g,半夏10g。

【功效】平息肝阳,活血化瘀。

【主治】高血压二级无并发症者。

【用法】水煎,每日1剂,分2次内服。

【典型病例】王×,男69岁,头昏、头晕2年,测血压160/95mmHg,诊断为原发性高血压二级,用次方5剂,测血压120/80mmHg。症状明显好转。

79.鼻窦炎经验方(成克效)

【方剂】黄连6g,牛蒡子10~15g。

【功效】清热解毒,疏风止痛。

【主治】鼻窦炎。

【用法】水煎,每日1剂,分3次内服。

【典型病例】陈某,男,32岁,鼻塞头痛,语音重浊10余年,经此方治疗2月,诸症痊愈。

80.慢性咽炎经验方(成克效)

【方剂】绿茶2g,乌梅6g,甘草1.5g。

【功效】清热解毒利咽。

【主治】慢性咽炎。

【用法】水煎服,每日1剂,分3次内服。

【典型病例】李某,男。52岁,慢性咽炎10余年,经此方治疗3周,疾病痊愈。

81.中冲穴点刺放血治疗流行性结膜炎(成克效)

【适应证】流行性结膜炎。

【操作方法】握紧患者中指,常规消毒后以一次性刺血针快速点刺,使其出血数滴,至色变为止(即由黑变红或红变淡),若出血较少,可挤压至出血色变为止。多数患者在治疗中患眼即有凉爽感。一般一次即愈,一次不愈者可连续治疗。

【典型病例】王×,男23岁,病人感到双眼发烫、烧灼、畏光、眼红,自觉眼睛磨痛,像进入沙子般地滚痛难忍,紧接着眼皮红肿、眼眵多、怕光、流泪,早晨起床时,眼皮常被分泌物粘住,不易睁开。诊断为流行性结膜炎,给予治疗,2次痊愈。

82.小儿肠炎经验方(成克效)

【方剂】党参5g,白术5g,茯苓5g,猪苓5g,泽泻5g,苍术5g,砂仁5g,粟壳5g,乳香5g,没药5g,甘草5g,僵蚕2g,全蝎2g,姜引少许。

【功效】分清泌浊,健脾止泻。

【主治】小儿肠炎。

【用法】水煎,每日1剂,分2次内服。此方含有粟壳疗程不宜长。

【典型病例】张××,女,7月,腹泻7~10次/天,便稀、色黄绿。服用次方3剂,腹泻停止。

83.气管炎经验方（许正宏）

【方剂】1号：青皮、川贝、当归各9g。

2号：陈皮、麦冬、甘草各9g。

3号：桑皮、五味子、茯苓各9g。

【功效】宣肺化痰和胃。

【主治】治疗慢性支气管炎。

【用法】研为粉末，内服。上午服1号方，中午服2号方，下午服3号方。

【方解】1号方中青皮、川贝宣肺化痰。2号方中陈皮化痰和胃，以绝生痰之源。3号方中桑皮宣肺。

【典型病例】赵××，男，65岁，咳嗽、咳痰7年余，遇冷加重，服次方一月，咳嗽、咳痰停止，之后无复发。

附：许正宏，生于1976年，镇原县人，从医12年，擅长中医内科疾病的诊疗。现任开边中心卫生院副院长。

84.早搏经验方（许正宏）

【方剂】苦参30g，丹参30g，党参30g，炙甘草15g，柏子仁10g，常山10g。

【功效】活血化瘀，宁心安神。

【主治】心悸（室性早搏）。

【用法】水煎，每日1剂，分3次内服。

【典型病例】王××，男，62岁，胸闷、心悸，心律不齐，早搏8次/分。服用此方20余剂，早搏消失。

85.治疗小儿尿床经验方（许正宏）

【方剂】桑螵蛸30g，台乌6g，木通15g，茯苓3g，木瓜6g，猪苓12g。

【功效】益肾固精，缩尿。

【主治】小儿尿床。

【用法】水煎，每日1剂，分2次内服。关木通内含马兜铃酸，肾病用量宜小。

【典型病例】杨×，男，7岁，患儿小便频数已4年余。服此方3剂，小便频数已减一半，再服4剂，小便与常人形同，再无复发。

86.治疗带状疱疹经验方（成克效）

【方剂】马齿苋60g，大青叶15g，蒲公英15g。

【功效】清肝火，利湿热。

【主治】带状疱疹。

【用法】水煎，每日1剂，分2次内服。

【典型病例】李××，男，33岁，胸部疼痛，出现红斑，继而出现成簇水泡，局部天天剧烈，诊断为带状疱疹，内服此方10天，水泡结痂脱落，连服14剂，疼痛消失。

华亭县

内科部分

全虫散

【治疗病症】子宫脱垂、脱肛、胃下垂及血管神经性头痛。

【方药组成】清水全虫一味。

【用法】清水全虫晾干，研细粉冲服，每日3次，每次3g；服药期间宜静养，防过劳，动物蛋白过敏者禁用。

【献方人】万玉林。

腮腺炎经验方

【治疗病症】腮腺炎。

【方药组成及用法】将蒲公英研粉，用蜂蜜调成糊状，外敷患处，每日2次，一般5~7天可愈。用新鲜蒲公英捣敷，疗效更佳。

【献方人】米志君。

复方灌肠液

【治疗病症】慢性肠炎。

【方药组成】白头翁30g、白及30g、地榆20g、白矾20g。

【用法】加水煎至约300ml备用，每次取上述灌肠液40~60ml，每日保留灌肠1次，10天为1个疗程。

【献方人】李治瑞。

加减四神汤

【治疗病症】五更泻（急慢性肠炎）。

【方药组成】补骨脂10g、煨肉豆蔻20g、五味子15g、肉桂10g、吴茱萸5g、生姜20g、大枣10枚。

【用法】取汁600ml，加红糖100g、白酒5ml，融化后分三次温服。

【注意事项】以上为成人剂量，儿童酌减。

【献方人】刘玉。

加味定喘汤

【治疗病症】哮喘。

【方药组成】白果9g、麻黄9g、苏子6g、甘草3g、款冬花9g、制半夏9g、苦杏仁（去皮）5g、桑白皮（炙）9g、炒黄芩5g、肉桂10g。

【用法】水煎服，3次/日。

【注意事项】高血压患者慎用。
【献方人】王琪。

二 仁 散

【治疗病症】哮喘。
【方药组成】桃仁、杏仁各 10g,白胡椒 2g,白芥子 8g,糯米 10 粒。
【用法】共为细末,用鸡蛋清调匀,敷足心,12~24 小时取下。
【注意事项】患脚气及足底部溃烂者禁用。
【献方人】陶栓劳。

苍 术 饮

【治疗病症】脂肪肝。
【方药组成及用法】一味苍术研细末,每次服 10g,每日 3 次,饭后服,连服 3~6 个月。
【献方人】席永杰。

三 消 散

【治疗病症】糖尿病早、中期患者。
【方药组成】山萸 50g,淮山药 30g,熟地 30g,泽泻 20g,丹皮 20g,云苓 20g,麦冬 30g,五味子 30g,人参 30g,天冬 30g,天花粉 30g,玉竹 30g,石斛 30g,黄精 30g,女贞子 30g,桑螵蛸 20g,菟丝子 30g,益智仁 30g,黄芪 50g,甘草 20g,牡蛎 30g。
【用法】共为细末,每日 3 次,每次 10g,凉开水冲服。
【注意事项】①脾胃虚寒者灵活应用;②忌食辛辣食物。
【献方人】王福仁。

加味四逆汤

【治疗病症】鸡鸣泻。
【方药组成】炮附子 12g,干姜 6g,炙甘草 6g,煨葛根 15g,酒炒防风 10g,炒白芍 12g,益智仁 10g,党参 12g,焦白术 12g,陈皮 10g。
【用法】水煎服,3 次/日。
【献方人】王琪。

降压调脂散

【治疗病症】高血压、高血脂症。
【方药组成】酒大黄、丹参、生山楂、菊花各 6g。
【用法】泡茶饮,每日 1 剂。
【献方人】席永杰。

伤风葱姜饮

【治疗病症】风寒感冒,恶寒发热,少汗。
【方药组成】生白葱 5 根,生姜 6g。
【用法】水煎服,每日 1 剂,温服 2 次,连服 2 剂。
【献方人】黄国银。

金钱利胆排石饮

【治疗病症】胆石症。

【方药组成】金钱草100g,鸡内金30g。

【用法】水煎服,每日1剂,分两次服。

【献方人】黄国银。

便秘经验方(3则)

【治疗病症】年老体弱,习惯性便秘。

1.组成

白蜂醋100g,白萝卜取汁300ml。

【用法】每次口服150ml,一日2次。

【献方人】宋文忠。

2.组成

紫苑100g。

【用法】水煎服,每日1剂。

【献方人】席永杰。

3.组成

大黄30g,枳实30g,神曲30g,茯苓20g,黄芩20g,黄连20g,白术20g,泽泻20g。

【用法】共研细末,蜜丸,重9g。每日1~2次,每次1丸。

【注意事项】年老体弱,虚寒体质者慎服。

【献方人】张雅云。

活血通络方

【治疗病症】冠心病、动脉硬化、高血压等中医辨证属气虚血瘀者。

【方药组成】川芎20g,豨莶草30g,当归15g,赤芍15g,生地黄25g,炙甘草8g,五味子20g,水蛭10g,山药20g,桂枝5g。

【用法及功效】每天1剂,温水煎服。本方功效活血化瘀,通络止痛,滋阴养血。

【献方人】马俊武。

木香导滞方

【治疗病症】急慢性胃炎、胆囊炎、胆囊息肉、胆结石等属寒热错杂者。

【方药组成】木香20g,柴胡15g,枳壳10g,半夏15g,黄芩10g,大黄8g,白芍15g,干姜5g,郁金10g,薄荷10g。

【用法】每天1剂,水煎服。

【献方人】马俊武。

乌 梅 汤

【治疗病症】梅核气。

【方药组成】乌梅30g,黄连10g,黄柏10g,制附子(先煎)10g,桂枝10g,细辛6g,干姜10g,当归15g,党参15g。

【用法】水煎服,一日3次。

【献方人】祁文辉。

肝硬化腹水经验方

【治疗病症】肝硬化腹水。

【方药组成】水蛭 100g,穿山甲 50g,鸡内金 50g,僵蚕 50g,土鳖虫 100g,三七 100g,人参 30g,生地黄 30g,酒大黄 30g。

【用法】共为细末,6g/次,3 次/日,饭后服。

【献方人】康文昭。

葱姜橘皮汤

【治疗病症】风寒感冒咳嗽。

【方药组成】生姜 5 片,葱白 5 个,橘皮 1 把,红糖 250g。

【用法】水煎服,每日 2 次。

【献方人】席永杰。

加味补中汤

【治疗病症】虚人感冒,缠绵不愈;易于感冒,头痛鼻塞,畏寒倦怠。

【方药组成】黄芪 15g,太子参 20g,麦冬 10g,当归 10g,陈皮 10g,茯苓 10g,柴胡 6g,升麻 6g,花粉 15g,仙鹤草 15g。

【用法】水煎服,200ml/次,每日 2 次。

【献方人】席永杰。

慢性支气管炎经验方

【治疗病症】宿痰停肺,久咳不愈,偏风寒者。

【治疗方法】杏仁、桃仁、蜂蜜、花椒等份研磨,用猪油调匀,每天 5g 含服。

【献方人】王军杰。

旋覆半夏汤

【治疗病症】呕吐。

【方药组成】代赭石 20g,旋覆花(包)12g,制半夏 15g,柿蒂 3g,竹茹 15g,黄连 6g,生姜 12g。

【用法】凉水煎两次,取汁 600ml,每日 3 次温服。

【献方人】韩忠义。

降 脂 散

【治疗病症】高血脂症。

【方药组成】泽泻、山楂、苏叶、石菖蒲各 50g。

【用法】共为细末,温开水冲服,每次 5g,每日 2 次。

【献方人】王革。

独活通痹汤

【治疗病症】各类腰腿疼痛。

【方药组成】独活 15g,羌活 15g,防己 15g,防风 15g,川芎 15g,赤芍 15g,桂枝 15g,秦艽 20g,杜仲 20g,木瓜

20g,骨碎补 20g,当归 20g,熟地黄 30g,桑寄生 30g,细辛 6g。

【用法】凉水煎两次,取汁 600ml,每日 3 次温服。

【献方人】杜仲平。

川芎细辛汤

【治疗病症】风寒头痛。

【方药组成】薄荷 10g,甘草 10g,川芎 15g,白芷 15g,防风 15g,羌活 15g,独活 15g,蔓荆子 20g,牛膝 30g,葛根 30g,细辛 6g,荆芥 15g。

【用法】凉水煎服,取汁 600ml,每日 3 次温服。

【献方人】杜仲平。

温 胃 散

【治疗病症】虚寒胃痛、脘胀、反酸。

【方药组成】砂仁 15g,荜拨 20g,良姜 20g,白芨 20g,苍术 20g,甘草 20g,荔枝核 30g,佛手 30g,元胡 30g,黄芪 30g,鸡内金 40g,海螵蛸 100g,鸡蛋壳 100 枚。

【用法】共为细末,每次 6g,温水送服,早晚空腹效佳。

【献方人】杜仲平。

益气扶正汤

【治疗病症】预防感冒。

【方药组成】甘草 3g,大枣 3 枚,生姜 6g,白术 10g,白芍 10g,防风 10g,桂枝 12g,黄芪 15g。

【用法】共为粗末,每次 10g,代茶饮,每日一包频饮,每遇流感、气候交替季节,服用 3 剂。

【献方人】侯元利。

茵陈六君子汤

【治疗病症】脾胃气虚之纳呆,功能性消化不良等病症。

【方药组成】党参 12g,白术 15g,茯苓 15g,半夏 12g,木香 12g,砂仁 10g,焦三仙各 15g,生大黄 6g,茵陈 8g,甘草 6g,陈皮 15g。

【用法】凉水煎两次,取汁 600ml,每日分三次温服。

【献方人】张正学。

加味小柴胡汤

【治疗病症】外感风寒,少阳病夹湿者。亦可用于急性上呼吸道感染。

【方药组成】贯众 15g,公英 15g,柴胡 15g,黄芩 12g,半夏 12g,党参 10g,茵陈 15g,生姜 8g,陈皮 15g,木香 10g,甘草 6g。

【用法】凉水煎两次,取汁 600ml,每日分三次温服。

【献方人】张正学。

健脾消滞汤

【治疗病症】饮食停滞,脾虚湿滞胃痛。也可用于急慢性胃炎,功能性消化不良。

【方药组成】党参 20g,白术 15g,茯苓 15g,陈皮 15g,山楂 15g,神曲 15g,半夏 10g,莱菔子 10g,炒麦芽 30g,玉片 10g,生大黄 6g,元胡 10g,甘草 6g,川楝子 10g。

【用法】凉水煎两次,取汁 600ml,每日分三次温服。

【献方人】张正学。

高血压病经验方(2则)

【治疗病症】原发性高血压一级、二级。

1.组成

葛根 30g,槐米 15g,茺蔚子 15g。

【用法】水煎服,一日 2 次,一月为 1 个疗程。

2.组成

丹皮 6g,野菊花 6g,忍冬藤 18g,石决明 30g。

【用法】水煎服,一日 2 次,一月为 1 个疗程。

【献方人】张正学。

加味乌贝散

【治疗病症】胃脘嘈杂、反酸。

【方药组成】乌贼骨 30g,贝母 10g,公英 5g。

【用法】水煎服,每日 1 剂,每日 3 次。

【献方人】温志勤。

加味朱雀丸

【治疗病症】心脏神经官能症之心悸、怔忡。

【方药组成】茯神 20g,沉香 5g,枣仁 30g。

【用法】水煎服,每日 1 剂,两次煎取 600ml,分 3 次服用。

【献方人】张雅琴。

回 生 散

【治疗病症】中气不和、呕吐泄泻,急性胃肠炎。

【方药组成】陈皮 15g,藿香 15g,生姜 10g。

【用法】水煎服,每日 1 剂,两次煎取 600ml,分 3 次服用。

【献方人】张雅琴。

颈痹眩晕方

【治疗病症】颈椎病引起的眩晕。

【方药组成】龙骨 30g,牡蛎 30g,珍珠母 30g,赤芍 30g,白芍 15g,郁金 3g,葛根 30g,旋覆花 3g,甘草 10g,丹参 30g。

【用法】水煎服,每天1剂,少量频饮,并配合牵引。

【献方人】王晓琳。

骨质增生丸

【治疗病症】肥大性脊柱炎,颈椎病,骨刺,足跟痛,大骨结病。

【方药组成】熟地15g,骨碎补10g,鸡血藤10g,肉苁蓉10g,淫羊藿10g,莱菔子20g,鹿衔草10g。

【用法】水煎分服,一日3次。

【献方人】胡晓婷。

姜 椒 水

【治疗病症】老年人肩周炎。

【方药组成】生姜,花椒。

【用法】用生姜和花椒煎成热汤,用毛巾浸水拧干,敷于患处,反复数次,能使肌肉由张变弛,舒筋活血,大大缓解疼痛。

【献方人】张雅云。

清 肝 枕

【治疗病症】高血压、脑血栓后遗症引起的头部不适,偏头痛,神经衰弱等。

【方药组成】杭菊花,野菊花,冬桑叶,辛夷,薄荷,红花,冰片。

【用法】将上述药,总药量一般在1000~2000g,制成药枕。

【献方人】马俊武。

前列腺增生经验方

【治疗病症】前列腺增生,小便不利。

【方药组成】青盐500g,葱白(带根须)7段,大黄10g,肉桂10g,穿山甲10g。

【用法】上药共炒热,装布袋,熨摩小腹部(避免烫伤皮肤),每日1次,每次15~30分钟(最好2个布袋备用)。

【献方人】席永杰。

山药鲤鱼汤

【治疗病症】肝硬化腹水。

【方药组成】山药50g,薏仁50g,鲤鱼50g。

【用法】煮熟食用,每天2次。

【注意事项】用于肝硬化腹水伴低蛋白血症有效。肝硬化肝昏迷前期慎用。可佐调料。

【献方人】韩忠义。

菌 痢 方

【治疗病症】痢疾。

【方药组成】紫花苜蓿200g。

【用法】水煎熬,不加调粉。每日分三次服下。5~7天可愈。

【献方人】韩忠义。

外科部分

韭菜汁外敷治疗软组织损伤

【治疗病症】软组织损伤。

【方药组成】韭菜适量,小麦面粉、食醋适量。

【用法】根据损伤面积大小,取新鲜韭菜洗净切碎,加麦面和醋适量,比例为韭菜 7:麦面 2:醋 1,捣烂,放在塑料纸上,敷在患处包扎,一日换 2 次,轻者 3 天即愈,重者敷好为止。

【注意事项】(1)骨折,若皮肤破烂、烧伤者禁用。(2)少数患者敷上后有红肿、发痒、起水泡者停用。

【献方人】李凤鸣。

烧伤油膏

【治疗病症】烫伤、烧伤。电灼治疗后皮损处。

【方药组成及用法】黄连、黄柏、大黄各 15g,冰片 5g,共为细末,煮熟鸡蛋 30 枚,去蛋清留黄,用蛋黄熬取油调和上诸药备存,皮损部位涂敷,每日 1 次。

【献方人】杜仲平。

石灰烫伤油

【治疗病症】烫伤。

【方药组成及用法】生石灰 100g,浸泡在 500ml 的凉开水中,搅拌、澄清后,取上清液放在另一器皿中,加芝麻油(或纯胡麻油)200ml,再搅拌成糊状,用新毛笔涂于患处,一天 2~3 次。

【注意事项】(1)皮损处结痂脱落后不要急于在室外活动,避免风吹日晒。(2)涂上"石灰油"后所结的痂不要过早揭掉,让其自然脱落。

【献方人】王琪。

骨伤外洗方

【治疗病症】老年退行性骨关节病、四肢骨折愈后康复期。

【方药组成】牛膝、丹参、泽兰、独活、威灵仙、桑寄生、刘寄奴、桑枝、桂枝、川断、透骨草、防己、当归、甘草各 10g,竹黄 15g,细辛 3g。

【用法】加水 1000ml,煮开 20 分钟后熏洗患处,每日 1 剂,每日 3 次熏洗。

【献方人】孟保平。

茯苓饼

【治疗病症】痔疮

【治疗方法】把炒熟后的黑芝麻碾碎,与茯苓粉混合,每天服用 20g。

【献方人】马俊武。

接骨散

【治疗病症】骨伤科跌打损伤。

【方药组成】当归 800g,乳香 200g,没药 200g,骨碎补 200g,桃仁 200g,煅自然铜 200g,大黄 200g,白芍 200g,血竭 100g,冰片 40g,土鳖虫 200g,三七 200g,赤芍 100g,红花 100g,儿茶 100g,朱砂 40g。

【用法】共研极细末,分 100g、50g 两种包,每服 5g,每日 2 次,温开水送下。

【献方人】邱宝玺、马俊武。

五 倍 子 散

【治疗病症】脱肛。

【方药组成】石榴皮、白矾、五倍子各等份。

【用法】水煎,洗患部(便后外洗)。

【献方人】韩忠义。

腰椎间盘突出经验方

【治疗病症】腰椎间盘突出压迫神经痛。

【方药组成】川芎 20g,川乌 20g,牛膝 20g,川断 30g,川椒 20g,威灵仙 30g,木瓜 20g,透骨草 30g,鸡血藤 30g,元胡 20g,乳香 20g,没药 20g,食醋 20g。

【用法】水煎外用热敷,一日 2 次。

【献方人】王晓琳、胡晓婷。

海 桐 皮 汤

【治疗病症】减轻疼痛。

【方药组成】海桐皮 10g,透骨草 10g,乳香 8g,没药 8g,当归 6g,川椒 12g,川芎 10g,红花 5g,威灵仙 6g,甘草 30g,防风 5g,白芷 5g。

【用法】煎两次后混合,用纱布浸泡热敷疼处。

【献方人】王晓琳、胡晓婷。

五官科部分

蒲 公 饮

【治疗病症】咽炎及腮腺炎。

【方药组成及用法】蒲公英 100~150g(鲜品),水煎代茶饮。

【献方人】韩忠义。

神经麻痹经验方（2 则）

【治疗病症】面神经麻痹。

1.组成

马钱子 2 份,白附子 5 份。

【用法】共研细末,外敷地仓穴(患侧)治疗面瘫。

【献方人】席永杰。

2.组成

僵蚕 6g,全蝎 6g,白附子 8g,白芍

15g,桂枝 15g。

【用法】水煎服,每日 1 剂,每日 2 次。

【献方人】朱致力。

半夏食醋饮

【治疗病症】燥湿化痰,活血祛瘀,消肿止痛。

【方药组成】制半夏 100g,醋 500ml。

【用法】将醋、半夏入砂锅内浸泡 24 小时,煮沸半小时过滤取汁、装瓶,每次服 10ml,每日 1~2 次。

【献方人】田多录。

改 容 膏

【治疗病症】治疗面瘫。

【方药组成】蓖麻子 20g,冰片 5g。

【用法】捣碎醋调涂于患侧,偏寒湿加干姜 10g、附子 5g。

【献方人】温志勤。

立 效 散

【治疗病症】用于牙痛或拔牙后剧痛。

【方药组成】细辛 5g,升麻 5g,防风 5g,甘草 2g,龙胆草 3g。

【用法】水煎,用本方口含片刻再吞下有效。

【献方人】余永贵。

牙痛经验方

【治疗病症】龋齿牙痛(俗称虫牙)。

【方药组成】元参、生石膏各 15g,细辛、花椒各 3g。

【用法】水煎取汁 100ml 左右,每次 20ml 含服片刻后吞咽,每日 3~5 次。

【献方人】侯元利。

甘 桔 汤

【治疗病症】风寒咽痒、咽痛。

【方药组成】桔梗 5g,甘草 10g,防风 10g。

【用法】水煎分服,一日 3 次。

【献方人】刘文智。

柴胡地骨皮汤

【治疗病症】治疗反复性口角糜烂、口腔溃疡。

【方药组成】柴胡 10g,地骨皮 20g。

【用法】水煎分服,一日 3 次。

【献方人】刘文智。

白 芷 散

【治疗病症】鼻衄。

【治疗方法】白芷研末,取适量温水调成面团,搓成圆形塞鼻孔 12~24 小时,取出即可,可反复使用。

【献方人】李玉梅。

冰 片 散

【治疗病症】中耳炎。

【方药组成】枯矾、黄连、冰片各等份。

【用法】共研细粉。每次少许吹耳内。

【献方人】韩忠义。

皮肤性病科部分

冰 硼 膏

【治疗病症】带状疱疹。

【方药组成】冰硼散，凡士林。

【用法】用冰硼散加适量凡士林调成软膏，涂敷于患处，每天1次。

【献方人】杨世彰。

六 神 膏

【治疗病症】带状疱疹。

【治疗方法】六神丸研末，加米醋适量，调至糊状，涂于患处，每天3次。

【献方人】杨世彰。

带状疱疹治疗验方（2则）

【治疗病症】带状疱疹。

1.组成

青黛30g，冰片20g，黄柏20g。

【用法】上三味研细后水调外敷，一日3次。

【献方人】潘忠吉。

2.治疗方法

活蚯蚓数条，加香油少量捣如泥状敷患处。

【献方人】席永杰。

枳实赤豆饮

【治疗病症】原发性荨麻疹，婴儿湿疹等。

【方药组成】枳壳、砂仁、蝉衣、白术、荆芥各6g，益母草、防风、赤芍各10g，赤小豆12g。

【用法】水煎服，每日1剂。

【献方人】王晓军。

自拟消瘰平痤汤

【治疗病症】寻常痤疮。

【基础方】生地20g，丹皮20g，赤芍15g，枇杷叶15g，黄芩10g，桑白皮30g，皂刺20g，白花蛇舌草30g，半夏10g，元参15g，桔梗15g，贝母15g，莪术10g，红花5g，薏苡仁30g，白术15g，牡蛎30g，甘草5g。

【加减法】便秘加生大黄10g；皮肤瘙痒者加白蒺藜20g、白鲜皮30g；皮脂溢出多加虎杖15g；结节囊肿者加海藻15g、昆布15g；月经不调者加当归10g、益母草15g。

【献方人】王晓军。

儿科部分

蝉衣治疗婴儿夜啼

【治疗病症】婴儿夜啼。

【方药组成】蝉衣5~7只。

【用法】上药剪去足,水煎100ml,加入少量白糖,装入奶瓶,分4~5次服完。

【献方人】田多录。

马齿苋散

【治疗病症】婴幼儿腹泻。

【方药组成】鲜大花马齿苋30g(或干马齿苋10g)。

【用法】水煎,加白糖少许调味,每天1剂,分4~6次服,一般3~5天可愈。

【献方人】韩忠义。

化 积 汤

【治疗病症】小儿消化不良、积食。

【方药组成】茯苓30g,生山楂30g,苡仁15g。

【用法】凉水煎2次,少量数服。

【献方人】李玉强。

贵子腹痛方

【治疗病症】温中补虚、和里缓急。治疗小儿功能性腹痛。

【方药组成】桂枝5g,生姜5g,白芍10g,大枣5枚,炙甘草10g。

【用法】水煎服,每日1剂。

【献方人】田多录。

二白莲子汤

【治疗病症】小儿腹泻。

【方药组成】炙甘草5g,陈皮5g,丁香5g,防风5g,白术10g,白茯苓10g,莲子肉10g,苡仁10g,山药15g。

【用法】凉水250ml,煎取150ml,每次50ml,每日3次温服。

【献方人】陈占雄。

醒脾和胃汤

【治疗病症】小儿消化不良性腹泻。

【方药组成】藿香6g,党参6g,甘草6g,白术9g,炒扁豆9g,茯苓9g。

【用法】凉水煎服,取汁150~200ml,每日3次温服。

【献方人】侯元利。

小儿遗尿外用方(2则)

【治疗病症】小儿遗尿。

1.治疗方法

黑胡椒粉适量,伤湿止痛膏1贴。

每晚睡前,黑胡椒粉填于肚脐窝(平满为度),伤湿止痛膏外贴,防止药粉外漏,24小时更换1次,7天为1疗程,用2~3疗程。

【注意事项】脐周感染者忌用。

2.治疗方法

吴萸1份、生姜5份。共研为细末,水糊为丸如豌豆大小,置于创可贴上,外敷足底涌泉穴(足底前1/3处,跖屈时之凹陷处),每晚更换1次,7天1疗程,用2~3疗程。

【献方人】侯元利。

加减桑菊饮

【治疗病症】小儿咳嗽。

【方药组成】桑叶6g,菊花6g,薄荷3g,杏仁6g,桔梗4.5g,甘草3g,芦根6g。

【用法】凉水煎两次,取汁150~200ml,每日分3次温服。

【注意事项】成人酌加。

【献方人】马俊武。

妇科部分

回乳方

【治疗病症】回乳。

【方药组成】番泻叶4g。

【用法】开水300ml泡10分钟,分3次口服,每天1剂。

【献方人】韩忠义。

治疗急性乳腺炎经验方(4则)

【治疗病症】急性乳腺炎。

【方一】蒲公英30g,橘核15g。

【用法】水煎服,每日1剂,2次分服。

【方二】苍耳子6g,紫花地丁6g,蒲公英15g。

【用法】水煎服,每日1剂,2次分服。

【方三】鲜蒲公英30g,白矾9g。

【用法】共捣烂,敷患处。

【方四】仙人掌30g,白矾9g。

【用法】共捣烂,敷患处,干后即换。

【献方人】李同亮。

回乳经验方

【治疗病症】乳房胀满,需回乳者。

【方药组成】生麦芽100g。

【用法】水煎服,每日1剂,一日2次,连服3日。

【献方人】黄国银。

茺蔚老姜汤

【治疗病症】痛经。

【方药组成】老生姜30g,茺蔚子50g,红糖100g。

【用法】水煎服,每日1剂,每日3次。

【献方人】席永杰。

当归艾叶汤

【治疗病症】痛经。

【方药组成】当归50g,生艾叶30g,红糖100g。

【用法】水煎服,每日1剂,每日3次。

【献方人】席永杰。

乳汁不通经验方

【治疗病症】产后乳汁不通或缺少。

【方药组成】党参30g,黄芪30g,炙甘草6g,当归尾12g,川芎15g,海米15g,通草3g,红花6g,黑芝麻30g,黄酒200ml,炮山甲15g(研末分两次冲服),王不留24g。

【用法】凉水浸泡15分钟,加水600ml,煎至300ml服用,每日1剂,连服4剂。

【献方人】马进羊。

益母缩宫汤

【治疗病症】用于产后子宫收缩不良之恶露不尽。

【方药组成】益母草30g,贯众20g,五味子15g。

【用法】每剂煎2次,每次加水800ml,煎取300ml,合一处,均分3次温服。

【注意事项】产后胞衣未下者勿服。

【献方人】韩忠义。

痛经经验方

【治疗病症】痛经。

【方药组成】小茴香15g,葱白3根。

【用法】水煎服,一日2次,每日1剂。

【献方人】张正学。

焦艾安宫汤

【治疗病症】早孕出血。

【方药组成及用法】焦艾叶据出血多少取15~20g与两鸡蛋同煮,煮熟即可,出血少者只吃鸡蛋,量多者可饮少量汤汁。每日1次,3~7天。

【献方人】李玉梅。

食疗养生部分

(杜仲平提供)

乌 药 粥

【历史背景】华亭群众冬季煮食乌药(实为中药乌头、附子,多为草乌,并非乌药、台乌)的历史悠久,已无法追溯源头,但最盛于近代。近年来,随着人民群众生活习惯和保健意识的转变,吃乌药粥的习俗日趋淡化。

【具体做法】选当地自产乌药,炮制漂洗干净,撞去黑皮,置锅内文火久煎,反复扬汤搅转,去其辛麻苦味毒性。4~5小时药绵汤浓后,加党参、黄芪、大枣、甘草、黄豆、莜麦再煮通宵达旦,待粥黏、绵、苦、香味俱全,出锅置瓮即成。

【食用功效】其味苦香甘润,其性温热,其效温中散寒,补虚壮阳,舒筋活络,坚阴固表,益气养血。老者常服阴平阳秘,精神矍铄,冬季户外劳动眉须不结冰;少者常服气血旺盛,不知疲倦,进山打柴不穿棉衣。

【注意事项】乌头附子有大毒,过量或应用不当常可中毒,甚至死亡,现代中药用量规定为 3~15g。

豆 豉 饼

【具体做法】将黑豆或黄豆煮熟后,置瓮中,密封发酵,待生成白毛,即添加辣椒粉、调和面、食盐等,制成饼或球状备存。

【食用功效】冬季食糁饭、馒头时,佐餐下菜,其味醇香麻辣,其色酱红,其性温补。有健脾温中、消积化虚,益气养血之功效。

黑豆大枣粥

将黑豆与适量大枣混煮,其味甘淡醇香,其性温补脾肾,最宜于大病久病之后恢复正气。

核桃杏仁蜂蜜膏

将蜂蜜适当加热后,放入核桃仁、杏仁(去尖皮)、贝母粉,充分搅拌炼炙至熟存放。每日取 30~50g 开水兑匀食服,其味香甜微苦,其性温和,其效润肺止咳,化痰平喘,健脑补肾,对防治慢性支气管炎、肺气肿具有良好的效果。

民间土方 5 则

1.风火赤眼(急性结膜炎)、外眼灼伤

将人乳置干净研钵内,以黄连研磨,取上清液点眼。

2.腹泻、痢疾

鲜马齿苋 50~100g,水煎两次分服。

3.夏季中暑、眩晕、呕吐

鲜地椒子(百里香)30~50g(干品 9~12g)急煎频服。亦治百日咳、喉头肿痛,不思饮食,及月经不调。

4.胃酸胃痛

鸡蛋壳、海螵蛸等量,研极细末 3~

5g,开水送服,一日 2 次。

5.消化不良

焦白术 15g、神曲 10g、陈皮 5g,生姜 5g、黄连 5g、山楂 10g,水煎服,2 次/日。

泾 川 县

黄 水 疮

【方药】血余炭、凡士林。
【主治】黄水疮。
【用法】研细,对膏,外用。
【献方人】陈涛,男,25岁,从业年限2年,泾川县荔堡中心卫生院。

强直性脊柱炎

【方药】独活、威灵仙、秦艽、当归、肉桂、鹿角霜、牛膝、黄芪、仙灵脾各300g,金钱白花蛇10条,蜈蚣20条,全蝎50g。
【功效】祛风散寒,通络止疼。
【主治】强直性脊柱炎。
【用法】共打粉,一次开水冲服10g,一天2次。
【献方人】陈涛,男,25岁,从业年限2年,泾川县荔堡中心卫生院。

头痛(顽固性头痛)

【方药】当归15g,防风10g,土茯苓30g,天麻10g。
【功效】祛风活血、通络。
【主治】顽固性头痛。
【用法】200ml/次,一日2次。
【献方人】陈涛,男,25岁,从业年限2年,泾川县荔堡中心卫生院。

腰 痛

【方名】拟左归饮合腰痛方加减。
【方药】熟地15g,山药25g,枸杞10g,炙草6g,茯苓12g,山茱萸10g,田七4g,补骨脂15g,鸡血藤25g,地龙10g,土鳖虫10g,威灵仙12g,延胡索10g,丹参12g,川杜仲10g,续断15g。
【功效】滋阴、补肾、壮阳。
【主治】肾虚腰疼。

【加减】如肺热而烦者，加麦冬12g；血滞者，加丹皮9g；心热而躁者，加玄参12g；脾热易饥者，加芍药12g；肾热骨蒸多汗者，加地骨皮12g；血热妄动者，加生地15g；阴虚不宁者，加女贞子12g；上实下虚者，加牛膝12g以导之；血虚而燥者，加当归12g。

【用法】其外重症加用熨贴法外治，方用：肉桂30g、吴萸90g、花椒60g、葱白30g、生姜120g，共炒热以绢帕包之熨贴患处，冷则热之再敷，疗效确切。

【献方人】李海燕，女，35岁，从业年限18年，泾川县城关卫生院。

中　风

【方名一】化痰通络汤加减。

【方药】半夏15g，茯苓15g，白术10g，胆南星5g，天竺黄15g，天麻10g，香附15g，丹参15g，大黄5g。

【功效】化痰通络。

【主治】风痰瘀血，痹阻脉络之中风。

【加减】若眩晕甚者，可酌加全蝎、钩藤、菊花以平肝熄风；若瘀血明显者，可加桃仁、红花、赤芍以活血化瘀；若烦躁不安，舌苔黄腻，脉滑数者，可加黄芩、栀子以清热泻火。

【方名二】天麻钩藤饮加减。

【方药】天麻10g，钩藤15g，生石决明20g，川牛膝15g，黄芩10g，山栀子10g，杜仲10g，桑寄生10g，茯神10g，夜交藤10g，益母草10g。

【功效】平肝潜阳。

【主治】肝阳暴亢。风火上炎之中风。

【加减】肝火偏盛者加龙胆草、夏枯草以清泻肝火；若舌绛苔燥，口干，五心烦热者属热盛伤津，可酌加女贞子、何首乌、生地黄、山萸肉以滋阴柔肝；心中烦热甚者加生石膏、龙齿以清热安神；痰多，言语不利较重者为痰阻清窍，可加胆南星、竹沥、石菖蒲等以清热化痰；若舌苔黄燥，大便秘结不通，腹胀满者，为热盛腑实，宜加大黄、芒硝、枳实等以通腑泄热。

【方名三】星蒌承气汤加减。

【方药】胆南星10g，全瓜蒌15g，大黄(后下)10g，芒硝（冲服）10g。

【功效】清热化痰，通腑泄热。

【主治】痰热腑实，风痰上扰之中风。

【加减】午后热甚者加黄芩、石膏、栀子；痰盛者可加竹沥、天竺黄、川贝母；兼见头晕头痛，目眩耳鸣者为热动肝风之象，可加天麻、钩藤、菊花、珍珠母、石决明以平肝熄风潜阳；若口干舌燥，苔燥或少苔，便秘者为热盛伤津，可加生地黄、玄参、麦冬以滋阴液。

【方名四】补阳还五汤加减。

【方药】补阳还五汤加味。黄芪 12g，桃仁 10g，红花 15g，川芎 10g，归尾 15g，赤芍 15g，地龙 15g。

【功效】补气活血。

【主治】气虚血瘀之中风。

【加减】气虚明显者加党参或人参；口角流涎，言语不利者加石菖蒲、远志以化痰宣窍；心悸，喘息，失眠者为心气不足，加炙甘草、桂枝、酸枣仁、龙眼肉以温经通阳、养心安神；小便频数或失禁者，为气虚不摄，加桑螵蛸、金樱子、益智仁以温肾固摄；肢软无力，麻木者可加桑寄生、杜仲、牛膝、鸡血藤以补肝肾，强筋骨。

【方名五】镇肝熄风汤加减。

【方药】怀牛膝 30g，生白芍 15g，天冬 15g，玄参 15g，生龟板 15g，生龙骨 15g，生牡蛎 15g，代赭石 30g，川楝子 10g，茵陈 10g，麦芽 10g，甘草 10g。

【功效】滋阴熄风。

【主治】阴虚风动之中风。

【加减】合而有镇肝熄风、滋阴潜阳之功。潮热盗汗，五心烦热者加黄柏、知母、地骨皮以清相火；腰膝酸软者加女贞子、旱莲草、枸杞子、杜仲、何首乌等以补益肝肾；兼痰热者加天竺黄、瓜蒌、胆南星以清热化痰；心烦失眠者可加珍珠母、夜交藤以镇心安神。

【方名六】天麻钩藤饮灌服紫雪丹或安宫牛黄丸。

【方药】天麻 10g，钩藤 15g，生石决明 20g，川牛膝 15g，黄芩 10g，山栀子 10g，杜仲 10g，桑寄生 10g，茯神 10g，夜交藤 10g，益母草 10g。

【功效】镇肝熄风。

【主治】风火上扰清窍之中风。

【加减】肝火盛者加龙胆草、黄连、夏枯草以清肝泻火；抽搐者加僵蚕、全蝎、蜈蚣以熄风止痉；夹痰热者加竹沥、天竺黄、石菖蒲以清热涤痰，热甚迫血妄行，症见鼻衄，呕血者加生地黄、丹皮、大黄、水牛角以清热凉血止血；腹胀便秘者合大承气汤以通腑泄热。

【方名七】涤痰汤配合灌服或鼻饲苏合香丸。

【方药】半夏 15g，胆星 5g，橘红 10g，枳实 10g，茯苓 15g，人参 5g，菖蒲 5g，竹茹 5g，甘草 3g。

【功效】清热化痰、利湿。

【主治】痰湿蒙塞心神之中风。

【加减】舌暗瘀斑，脉涩者加桃仁、红花、丹参以活血化瘀；四肢厥冷者加制附子、桂枝、细辛以温阳散寒。

【方名八】参附汤加减。

【方药】人参 15g,炮附子 10g,黄芪 30g。

【功效】补气固脱。

【主治】元气败脱,神明散乱之中风。

【加减】汗出不止者加黄芪、煅龙骨、煅牡蛎、五味子以敛汗固脱;兼有瘀滞者,加丹参、赤芍;真阴不足,阴不敛阳致虚阳外越,或上证使用参附汤后见面赤足冷,虚烦不安,脉极虚弱或突现脉大无根者,是阳气稍复而真阴不足,此为阴虚阳脱之证,当以地黄饮子以填补真阴,温壮肾阳。

【献方人】李海燕,女,35 岁,从业年限 18 年,泾川县城关卫生院。

崩　　漏

【处方】当归 9g,五灵脂 9g,丹参 30g,赤白芍 9g,小茴香 9g,三七粉(冲服)6g,没药 9g,炮姜 5g,川朴 9g,生蒲黄 9g,官桂 9g。

【功效】暖宫,逐瘀,止痛。

【主治】崩漏。

【用法】凉水煎服,每日 2 次,如流血量多,气随血脱,而见乏力气短,倦怠等气虚见证者需加上方,去丹参、川朴,加党参、白术。

【献方人】闵莉,女,37 岁,从业年限 14 年,泾川县城关镇卫生院。

急性乳腺炎(乳疮)

【方药】土茯苓 15g,忍冬藤 30g,半边莲 12g,川楝子 9g,牛籽 9g,败酱草 12g,瓜蒌皮 9g,王不留行 12g,广郁金 9g,山栀子 9g。

【功效】清热解毒,疏通乳络,软坚散结。

【主治】急性乳腺炎(乳疮)。

【用法】凉水煎服,每日 3 次,若患处红肿热痛,可同时用生大黄、川黄柏等分研末加冰片适量以香油调外敷。

【献方人】闵莉,女,37 岁,从业年限 14 年,泾川县城关镇卫生院。

痛经、不孕

【方药】当归 9g,没药 6g,川芎 6g,炮姜 4.5g,赤芍 9g,小茴香 9g,五灵脂 9g,官桂 6g,生蒲黄 9g,制香附 9g。

【功效】温经化瘀,治血止痛,适用于寒凝胞宫,气滞血瘀型痛经、不孕等症。

【主治】痛经、不孕。

【用法】凉水煎服,每日 2 次。

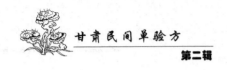

【献方人】闵莉,女,37 岁,从业年限 14 年,泾川县城关镇卫生院。

扁 平 疣

【方药】鸦胆子。

【主治】扁平疣。

【用法】去油,涂于患处效果佳。

【献方人】杜海龙,男,26 岁,从业年限 2 年,泾川县荔堡中心卫生院。

胃 痛

【方药】白芍 9g,当归 9g,吴茱萸 9g,姜黄连 9g,茯苓 9g,青皮 9g,香附 9g,砂仁 9g,陈皮 9g,柴胡 9g。

【功效】温中健脾。

【主治】胃疼、吐酸水。

【用法】各等份,200ml/次,一日 2 次。

【献方人】杜海龙,男,26 岁,从业年限 2 年,泾川县荔堡中心卫生院。

陈旧性损伤腰痛

【方名】活血舒筋汤。

【方药】金毛狗脊 30g,酒当归、川续断、焦杜仲、牛膝各 10g,鸡血藤 30g,酒白芍 15g,元胡 12g,香附、炙甘草各 6g。

【功效】活血化瘀,补肾强筋,通络止痛。

【主治】陈旧性损伤腰痛。

【用法】用凉水 500ml 浸泡 30 分钟后,用文火煎煮 40 分钟,滤取清汁。如法煎煮 2 次,合并药液日分 3 次服之。每日 1 剂,连服 6~10 剂。

【加减】疼甚者加乳香、没药各 6g,以活血定痛;有热象小便黄者,加黄柏、泽泻各 10g,以清利湿热;兼风湿痹痛者,加羌活、独活、秦艽各 10g,以祛风除湿;阳虚小便清长者,加附子 10g,肉桂 3g,以温振元阳;气虚明显者,加黄芪 18g,白术 10g,以益气健脾除湿;有腰椎骨质增生者,白芍增至 60g,并加威灵仙 15g,以软化骨刺,通络止痛。

【献方人】范建华,男,43 岁,从业年限 23 年,泾川县飞云街道。

习惯性便秘

【方名】归地通便汤。

【方药】全当归、生地黄各 30g,紫丹参 15g,桃仁 12g,红花、火麻仁各 6g,生大黄、升麻各 3g。

【用法】水煎服。

【功效】滋阴润燥,活血通便。

【主治】习惯性便秘。

【献方人】范建华,男,43岁,从业年限23年,泾川县飞云街道。

陈旧性损伤腰痛

【方名】活血舒筋汤。

【方药】金毛狗脊30g,酒当归、川续断、焦杜仲、牛膝各10g,鸡血藤30g,酒白芍15g,元胡12g,香附、炙甘草各6g。

【功效】活血化瘀,补肾强筋,通络止痛。

【主治】陈旧性损伤腰痛。

【用法】用凉水500ml浸泡30分钟后,用文火煎煮40分钟,滤取清汁。如法煎煮2次,合并药液日分3次服之。每日1剂,连服6~10剂。

【加减】疼甚者加乳香、没药各6g,以活血定痛;有热象小便黄者,加黄柏、泽泻各10g,以清利湿热;兼风湿痹痛者,加羌活、独活、秦艽各10g,以祛风除湿;阳虚小便清长者,加附子10g、肉桂3g,以温振元阳;气虚明显者,加黄芪18g、白术10g,以益气健脾除湿;有腰椎骨质增生者,白芍增至60g,并加威灵仙15g,以软化骨刺,通络止痛。

【献方人】范建华,男,43岁,从业年限23年,泾川县飞云街道。

白发、脱发

【方药】制首乌30g,生地10g,桑椹子10g,黑芝麻10g,女贞子10g,枸杞子10g,麦冬10g,当归10g,牛膝10g,麦黑豆10g,核桃仁10g,旱莲草10g。

【功效】滋阴补肾。

【主治】白发、脱发。

【用法】每日1剂,水煎分2次服。

【献方人】冯立志,男,48岁,从业年限25年,泾川县新建街。

寒　痹

【方药】黄芪30g,桂枝12g,生白芍35g,生姜10g,大枣4枚,甘草9g。

【功效】祛风散寒。

【主治】寒痹。

【用法】每日1剂,水煎分2次服。

【加减】兼寒湿、局部冷痛、得热则减,舌黯淡、苔白、脉细,加制川乌20g、制附片20g,甘草加至18g(乌、附、甘先煎1小时)。兼头痛加川芎15g、白芷10g、僵蚕10g,血瘀滞加桃仁10g、红花10g、赤芍10g。

【献方人】冯立志,男,48岁,从业

年限25年,泾川县新建街。

三叉神经痛

【方药】当归10g,川芎15g,白芷10g,蔓荆子24g,防风10g,细辛3g,黄芩10g,生地9g,麦冬10g,薄荷(后下)6g,菊花15g,苍术6g,甘草3g。

【功能】活血止疼。

【主治】三叉神经痛。

【用法】每日1剂,水煎分2次服。

【献方人】冯立志,男,48岁,从业年限25年,泾川县新建街。

脾胃虚寒之腹痛

【方药】党参20g,当归20g,干姜10g,附子10g,大黄10g,香附10g,台乌10g,川楝子10g,木香10g,吴萸6g,肉桂6g,砂仁6g,甘草10g,生姜10g,大枣3枚。

【功效】温补脾胃。

【主治】治疗脾胃虚寒,肠胃不通。

【用法】开水煎,忌生冷。

【献方人】高小明,男,47岁,从业年限27年,泾川县中山街。

伤寒感冒

【方药】炙麻黄10g,桂枝10g,白芍20g,附子10g,大黄10g,石膏20g,杏仁10g,陈皮10g,茯苓10g,麦冬10g,五味子10g,细辛10g,甘草10g,生姜10g,大枣3枚,党参20g。

【功效】温阳解表。

【主治】伤寒感冒。

【用法】开水煎,忌生冷。

【献方人】高小明,男,47岁,从业年限27年,泾川县中山街。

胆 囊 炎

【方药】青皮10g,陈皮10g,郁金12g,柴胡12g,赤芍15g,山楂15g,金钱草30g,元胡15g,茵陈12g,川楝子12g,八月札12g,内金10g,厚朴10g,川芎12g,甘草6g。

【功效】清肝利湿。

【主治】胆囊炎。

【用法】水煎服,每日1剂。

【献方人】郝源峰,男,31岁,从业年限11年,泾川县荔堡镇郝源峰诊所。

乳腺增生

【方药】青皮 15g，陈皮 10g，浙贝母 10g，昆布 10g，连翘 15g，夏枯草 12g，海藻 10g，地丁 10g，山甲 10g，瓜蒌 10g，皂刺 15g，当归 10g，川芎 10g，鹿角霜 10g，土鳖虫 10g，黄芩 10g，甘草 6g。

【功效】疏肝理气、软坚散结。

【主治】乳腺增生。

【用法】水煎服，每日 1 剂。

【献方人】郝源峰，男，31 岁，从业年限 11 年，泾川县荔堡镇郝源峰诊所。

胃 痛

【方药】丹参 10g，麦冬 12g，佛手 12g，砂仁 5g，香附子 10g，乌药 9g，元胡 9g，川楝子 9g。

【功效】理气止疼。

【主治】胃疼。

【用法】水煎服，每日 1 剂。

【献方人】郝源峰，男，31 岁，从业年限 11 年，泾川县荔堡镇郝源峰诊所。

五 更 泄

【方药】补骨脂 15g，吴萸 10g，肉蔻 15g，五味子 10g，木香 6g，厚朴 10g，苍术 12g，白术 15g，党参 15g，云苓 10g，黄连 8g，白头翁 15g，升麻 10g，葛根 10g，山药 20g，甘草 6g。

【功效】温补脾肾。

【主治】五更泄。

【用法】水煎服、每日 1 剂。

【献方人】郝源峰，男，31 岁，从业年限 11 年，泾川县荔堡镇郝源峰诊所。

癫 证

【方名】癫狂安心汤。

【方药】天麻 10g，僵蚕 10g，石菖蒲 10g，远志 10g，白芍 15g，酸枣仁 10g，百合 10g，柏子仁 10g，佛手 10g，玄参 10g。

【功效】镇肝熄风，安神定志。

【主治】癫证。

【献方人】贾孝儒，男，46 岁，从业年限 20 年，泾川县窑店乡将军村。

胃 痛

【方名】胃痛速愈汤。

【方药】乌药10g、甘松5g、肉蔻5g、金石斛10g、木瓜10g、夜交藤30g、酸枣仁10g、僵蚕10g、合欢花10g、蝉蜕5g。

【功效】温胃止疼。

【主治】胃脘痛。

【献方人】贾孝儒,男,46岁,从业年限20年,泾川县窑店乡将军村。

腰 痛

【方名】拟左归饮合腰痛方加减。

【方药】熟地15g、山药25g、枸杞10g、炙草6g、茯苓12g、山茱萸10g、田七4g、补骨脂15g、鸡血藤25g、地龙10g、土鳖虫10g、威灵仙12g、延胡索10g、丹参12g、川杜仲10g、续断15g。

【功效】滋阴、补肾、壮阳。

【主治】肾虚腰疼。

【加减】如肺热而烦者,加麦冬12g;血滞者,加丹皮9g;心热而躁者,加玄参12g;脾热易饥者,加芍药12g;肾热骨蒸多汗者,加地骨皮12g;血热妄动者,加生地15g;阴虚不宁者,加女贞子12g;上实下虚者,加牛膝12g以导之;血虚而燥者,加当归12g。

【用法】其外重症加用熨帖法外治,方用:肉桂30g、吴萸90g、花椒60g、葱白30g、生姜120g,共炒热以绢帕包之熨帖患处,冷则热之再敷,疗效确切。

【献方人】李海燕,女,35岁,从业年限18年,泾川县城关卫生院。

中 风

【方名一】化痰通络汤加减。

【方药】半夏15g、茯苓15g、白术10g、胆南星5g、天竺黄15g、天麻10g、香附15g、丹参15g、大黄5g。

【功效】化痰通络。

【主治】风痰瘀血,痹阻脉络之中风。

【加减】若眩晕甚者,可酌加全蝎、钩藤、菊花以平肝熄风;若瘀血明显者,可加桃仁、红花、赤芍以活血化瘀;若烦躁不安,舌苔黄腻,脉滑数者,可加黄芩、栀子以清热泻火。

【方名二】天麻钩藤饮加减。

【方药】天麻10g、钩藤15g、生石决明20g、川牛膝15g、黄芩10g、山栀子10g、杜仲10g、桑寄生10g、茯神10g、夜交藤10g、益母草10g。

【功效】平肝潜阳。

【主治】肝阳暴亢。风火上炎之中风。

【加减】肝火偏盛者加龙胆草、夏枯草以清泻肝火；若舌绛苔燥，口干，五心烦热者属热盛伤津，可酌加女贞子、何首乌、生地黄、山萸肉以滋阴柔肝；心中烦热甚者加生石膏、龙齿以清热安神；痰多，言语不利较重者为痰阻清窍，可加胆南星、竹沥、石菖蒲等以清热化痰；若舌苔黄燥，大便秘结不通，腹胀满者，为热盛腑实，宜加大黄、芒硝、枳实等以通腑泄热。

【方名三】星蒌承气汤加减。

【方药】胆南星10g，全瓜蒌15g，大黄（后下）10g，芒硝（冲服）10g。

【功效】清热化痰，通腑泄热。

【主治】痰热腑实，风痰上扰之中风。

【加减】午后热甚者加黄芩、石膏、栀子；痰盛者可加竹沥、天竺黄、川贝母；兼见头晕头痛，目眩耳鸣者为热动肝风之象，可加天麻、钩藤、菊花、珍珠母、石决明以平肝熄风潜阳；若口干舌燥，苔燥或少苔，便秘者为热盛伤津，可加生地黄、玄参、麦冬以滋阴液。

【方名四】补阳还五汤加减。

【方药】黄芪12g，桃仁10g，红花15g，川芎10g，归尾15g，赤芍15g，地龙15g。

【功效】补气活血。

【主治】气虚血瘀之中风。

【加减】气虚明显者加党参或人参；口角流涎，言语不利者加石菖蒲、远志以化痰宣窍；心悸，喘息，失眠者为心气不足，加炙甘草、桂枝、酸枣仁、龙眼肉以温经通阳、养心安神；小便频数或失禁者，为气虚不摄，加桑螵蛸、金樱子、益智仁以温肾固摄；肢软无力，麻木者可加桑寄生、杜仲、牛膝、鸡血藤以补肝肾，强筋骨。

【方名五】镇肝熄风汤加减。

【方药】怀牛膝30g，生白芍15g，天冬15g，玄参15g，生龟板15g，生龙骨15g，生牡蛎15g，代赭石30g，川楝子10g，茵陈10g，麦芽10g，甘草10g。

【功效】滋阴熄风。

【主治】阴虚风动之中风。

【加减】合而有镇肝熄风、滋阴潜阳之功。潮热盗汗，五心烦热者加黄柏、知母、地骨皮以清相火；腰膝酸软者加女贞子、旱莲草、枸杞子、杜仲、何首乌等以补益肝肾；兼痰热者加天竺黄、瓜蒌、胆南星以清热化痰；心烦失眠者可加珍珠母、夜交藤以镇心安神。

【方名六】天麻钩藤饮灌服紫雪丹或安宫牛黄丸。

【方药】天麻10g，钩藤15g，生石决明20g，川牛膝15g，黄芩10g，山栀子

10g，杜仲10g，桑寄生10g，茯神10g，夜交藤10g，益母草10g。

【功效】镇肝熄风。

【主治】风火上扰清窍之中风。

【加减】肝火盛者加龙胆草、黄连、夏枯草以清肝泻火；抽搐者加僵蚕、全蝎、蜈蚣以熄风止痉；夹痰热者加竹沥、天竺黄、石菖蒲以清热涤痰，热甚迫血妄行，症见鼻衄、呕血者加生地黄、丹皮、大黄、水牛角以清热凉血止血；腹胀便秘者合大承气汤以通腑泄热。

【方名七】涤痰汤配合灌服或鼻饲苏合香丸。

【方药】半夏15g，胆星5g，橘红10g，枳实10g，茯苓15g，人参5g，菖蒲5g，竹茹5g，甘草3g。

【功效】清热化痰、利湿。

【主治】痰湿蒙塞心神之中风。

【加减】舌暗瘀斑，脉涩者加桃仁、红花、丹参以活血化瘀；四肢厥冷者加制附子、桂枝、细辛以温阳散寒。

【方名八】参附汤加减。

【方药】人参15g，炮附子10g，黄芪30g。

【功效】补气固脱。

【主治】元气败脱，神明散乱之中风。

【加减】汗出不止者加黄芪、煅龙骨、煅牡蛎、五味子以敛汗固脱；兼有瘀滞者，加丹参、赤芍；真阴不足，阴不敛阳致虚阳外越，或上证使用参附汤后见面赤足冷，虚烦不安，脉极虚弱或突现脉大无根者，是阳气稍复而真阴不足，此为阴虚阳脱之证，当以地黄饮子以填补真阴，温壮肾阳。

【献方人】李海燕，女，35岁，从业年限18年，泾川县城关卫生院。

崩　　漏

【处方】当归9g，五灵脂9g，丹参30g，赤白芍9g，小茴香9g，三七粉（冲服）6g，没药9g，炮姜5g，川朴9g，生蒲黄9g，官桂9g。

【功效】暖宫，逐瘀，止痛。

【主治】崩漏。

【用法】凉水煎服，每日2次，如流血量多，气随血脱，而见乏力气短，倦怠等气虚见证者需加上方，去丹参、川朴，加党参、白术。

【献方人】闵莉，女，37岁，从业年限14年，泾川县城关镇卫生院。

急性乳腺炎（乳疮）

【方药】土茯苓15g，忍冬藤30g，半边莲12g，川楝子9g，牛籽9g，败酱草

12g,瓜蒌皮9g,王不留行12g,广郁金9g,山栀子9g。

【功效】清热解毒,疏通乳络,软坚散结。

【主治】急性乳腺炎(乳疮)。

【用法】凉水煎服,每日3次,若患处红肿热痛,可同时用生大黄、川黄柏等分研末加冰片适量以香油调外敷。

【献方人】闵莉,女,37岁,从业年限14年,泾川县城关镇卫生院。

痛经、不孕

【方药】当归9g,没药6g,川芎6g,炮姜4.5g,赤芍9g,小茴香9g,五灵脂9g,官桂6g,生蒲黄9g,制香附9g。

【功效】温经化瘀,治血止痛,适用于寒凝胞宫,气滞血瘀型痛经、不孕等症。

【主治】痛经、不孕。

【用法】凉水煎服,每日2次。

【献方人】闵莉,女,37岁,从业年限14年,泾川县城关镇卫生院。

骨　折

【方名】活血化瘀续筋长骨方。

【方药】骨碎补80g,煅自然铜60g,当归尾75g,土元120g,秃子100g,川断90g,黄瓜籽50g。

【功效】活血化瘀,续筋长骨。

【主治】骨折。

【用法】研末,黄酒冲服,一日2次,每次4g。

【献方人】苏孝瑞,男,40岁,从业年限21年,泾川县窑店镇凤口开发区。

退行性骨关节炎

【方名】鹿含草30g,鸡血藤40g,莱菔子30g,肉苁蓉25g,熟地25g,淫羊藿15g。

【功效】活血止痛,温阳补肾。

【主治】退行性骨关节炎。

【用法】研末炼蜜为丸,每丸9g,每日2次,每次1丸。

【献方人】苏孝瑞,男,40岁,从业年限21年,泾川县窑店镇凤口开发区。

嗳　逆

【方药】牛涎半杯(将牛嘴角用短棍撑开,取涎)。

【主治】嗳逆。

【用法】3~4次可见效。

【献方人】王德龙,男,30岁,从业

年限10年,泾川县荔堡镇问城村。

跌打损伤之证

【方药】当归6g,川芎6g,益母草6g,黑姜6g,桃仁6g,生甘草3g,金银花9g,连翘6g,乳香6g,没药9g。

【功效】活血化瘀。

【主治】跌打损伤之证。

【引子】童便少许。

【用法】水煎服200ml/次,一日2次。

【加减】根据症状轻重,各剂量可等份添加。

【献方人】王德龙,男,30岁,从业年限10年,泾川县荔堡镇问城村。

不 孕 症

【方名】通管汤。

【方药】银柴胡5g,赤芍15g,丹参12g,皂刺12g,生草6g,路路通12g,贝母9g,夏枯草15g,昆布12g。

【功效】活血化瘀,疏通筋络。

【主治】输卵管不通之症。

【用法】水煎服,每日1剂,日服2次,可于月经干净后第2~3天服本方5~10剂(并配合外热敷方:千年见100g、追地风100g、透骨草100g、羌活30g、川断30g、忍冬藤50g,一剂连敷2~3日,3个月为1疗程。

【献方人】张琼杰,女,40岁,从业年限18年,泾川县窑店乡将军村。

不 孕 症

【方名】排卵助孕汤。

【方药】仙灵脾15g,仙茅9g,生熟地15g,菟丝子15g,制香附15g,川继断9g,桑寄生15g,枸杞子15g,川牛膝9g,小茴香6g,生山楂15g,路路通15g。

【功效】温补脾肾,温阳暖宫。

【主治】排卵少之不孕症。

【用法】水煎服,每日1剂,日服2次,于月经干净后第三天开始服15剂。

【献方人】张琼杰,女,40岁,从业年限18年,泾川县窑店乡将军村。

习惯性流产

【方名】保育丸。

【方药】当归125g,川芎125g,白芍150g,木香10g,益母草250g。

【功效】补益气血,活血化瘀。

【主治】习惯性流产,即妊娠28周左右连续小产二次以上者。

【用法】炼蜜为丸,约 9g/丸 一次 1 丸,一日 2~3 次。本方须注意量,不能随意增减。

【献方人】张琼杰,女,40 岁,从业年限 18 年,泾川县窑店乡将军村。

鼻 衄

【方药】石草汤。

【方药】生石膏 30g,天冬 15g,仙鹤草 10g,泽泻 12g,丹皮 12g,白术 12g,龙眼肉 10,当归 12g,白茅根 10g,甘草 6g,菖蒲 10g。

【功效】清热止血。

【主治】鼻衄。

【用法】水煎服。

【献方人】辛志杰,男,34 岁,从业年限 14 年,泾川县泾明乡练家坪村。

痹 症

【方名】保安万灵汤加减。

【方药】天麻 10g,苍术 20g,麻黄 10g,川乌 10g,草乌 10g,防风 10g,当归 15g,川芎 10g,独活 15g,羌活 15g,薏苡仁 15g,桑寄生 15g,牛膝 10g,川断 15g,蜈蚣 2 条,杜仲 15g。

【功效】镇肝疏风、活血通络。

【主治】风湿性关节炎。

【服法】研末冲服,每天 3 次,每次 5g。连续服用 2 周。

【献方人】王军,男,38 岁,从业年限 18 年,泾川县泾明乡卫生院。

风湿关节炎

【方药】黄芪 100g,黑蚂蚁 100g,骨碎补 100g,淫羊藿 100g,青风藤 80g,老鹤草 80g,麻黄 80g,全蝎 50g,地龙 50g,制没药 50g,蜈蚣 20 条,炮山甲 30g,制马钱子 15g,木瓜 80g,路路通 50g。

【功效】散寒祛风止疼。

【主治】风湿关节炎。

【加减】偏寒者加川乌、细辛。偏风者加防风,露蜂房;偏热者加生石膏、黄柏、生地;病位在上肢加桑寄生、羌活、姜黄;病位在下肢加牛膝、独活;病位在腰脊加狗脊、杜仲、川断;气虚者加人参、白术;血虚者加当归、熟地;痰甚加白芥子、天南星、半夏;骨质疏松者加川断、杜仲、熟地、鹿角胶、狗脊。

【用法】自血疗法:取患者自身血 3ml,在足三里、三阴交、外关、阳陵泉交替使用,每次取两个穴位,每穴位注射 1.5ml。隔 3 天 1 次。制备及服用方法:

将上药研末装瓶备用,每次温开水送服8g,每日3次。

局部渗透疗法:川乌、红花、花椒、血竭各30g,白芷、伸筋、川断、赤芍、桃仁、姜黄、骨碎补、麻黄各100g。

【加减】局部红肿者去川乌、花椒、麻黄,加黄柏、大黄。上药研末装瓶备用,根据关节大小取上药粉30~100g。用医用酒精加开水等份调成糊状,放入布袋。包扎在肿胀疼痛关节处,用200瓦灯泡加热30~60分钟。每次1~2关节,隔3天1次。阿司匹林1g,每日3次;芬必得300mg,每日2次;雷公藤66mg,每日3次;青霉素V钾片500~1000mg,每日2次。

【禁忌】有胃肠反应者服药减量或加服养胃药。

【献方人】尚志英,男,37岁,从业年限17年,泾川县窑店镇街道。

妇女肝气病、慢性胃炎

【方药】吴茱萸10g,黄连6g,代赭石30g,旋覆花10g,半夏10g,茯苓10g,瓜蒌15g,薤白10g,生姜6g。

【功效】疏肝理气、和胃止疼。

【主治】妇女肝气病、慢性胃炎

【用法】水煎服,每次200ml,一日2次。

【献方人】李自兴,男,60岁,从业年限29年,泾川县荔堡镇李自兴诊所。

感 冒

【方名】感冒汤。

【方药】黄精30g,防风6g,炙黄芪30g,淫羊藿15g,焦白术15g,北五味子6g。

【功效】扶正祛邪。

【主治】气虚感冒。

【用法】水煎服。

【献方人】鲁军平,男,45岁,从业年限23年,泾川县泾明乡卫生院。

喉 疾

【方名】喉科六味汤。

【方药】荆芥10g,防风10g,薄荷6g,僵蚕3g,桔梗10g,生甘草6g。

【功效】疏风解表、清热解毒、消肿止痛。

【主治】喉风、喉痹、喉痈、单双乳蛾(急性扁桃体炎)等。

【适应证】咽喉红肿疼痛或糜烂,喉喑声哑,发热恶寒,鼻塞身重。咳嗽痰黄,舌苔微黄或黄腻;脉浮数或滑数。

【加减】恶寒者加羌活 10g、紫苏叶 10g、麻黄 5g;发热重者,加二花 10g、连翘 15g、牛子 10g、淡竹叶 7g,去防风;咳嗽者加杏仁 10g、前胡 10g、紫菀 10g、白前 10g;痰多而黄者,加川贝母 7g、瓜蒌皮 15g、清半夏 10g;痰多而白者,加橘红 10g、茯苓 10g;咽部充血红肿者,加赤芍 10g、丹皮 10g、山豆根 10g、板蓝根 15g;咽部红肿触之而硬、软腭下降、悬雍垂倾斜者,加炮穿山甲 5g、皂角刺 10g;便秘者加全瓜蒌 20g 或者生大黄 10g;尿黄赤者加木通 10g、车前子 10g;头痛者加川芎 10g、白芷 10g;鼻塞者,加苍耳子 10g、辛夷 10g;耳闷如堵者加柴胡 10g、菖蒲 15g、郁金 10g;音哑者加蝉蜕 10g、破故纸 10g;气郁者,加枳壳 10g、合欢花 10g、紫苏梗 10g。

【献方人】吕崇辉,男,48 岁,从业年限 30 年,泾川县泾明乡山底下村卫生所。

黄　带

【方名】易黄汤加味。

【方药】苍术 10g,黄柏 7g,山药 15g,芡实 10g,薏仁 15g,车前子(另包) 10g,蒲公英 15g,红藤 15g,败酱草 15g。

【功效】清热利湿。

【主治】湿热下注之黄带。

【加减】伴腰痛可加川断、杜仲、寄生,伴血性带可加茜草、丹皮、藕节。

【用法】(1)微波治疗:按宫颈手术常规消毒法采用国产 HF9000C 型,微波治疗仪频率 2450MHz,治疗功率 40W,患者采取膀胱截石位,外阴、阴道、宫颈常规消毒,干棉球擦拭阴道与宫颈分泌物,将微波探头接触糜烂面,由内向外移动至超过正常组织的 2mm,根据糜烂范围先从宫颈管外口开始点灼,依次均匀点灼糜烂面,使治疗区凝固变白为止。每次点灼定时 6 秒。

(2)联合外用治疗:采用微波治疗后,将药粉(苦参 20g、黄柏 30g、血竭 20g、滑石 9g、乳香和没药各 15g 等中药碾制而成的细末)均匀的喷涂糜烂面,以后隔日喷涂药粉 1 次,治疗 1 周。此后于术后 10 天、20 天以及第一、二、三次月经干净后 3~5 天复查,共 5 次。

【禁忌】忌性生活与盆浴 3 个月。

【献方人】何金霞,女,37 岁,从业年限 15 年,泾川县高平中心卫生院。

慢性胆囊炎

【方名】温胆汤加味。

【方药】陈皮 20g，半夏 15g，枳实 15g，竹茹 20g，茯苓 30g，柴胡 15g，郁金 15g，炒大黄 8g，甘草 10g。

【功效】疏肝理气。

【主治】慢性胆囊炎。

【加减】肝胆气滞型，症见：右上腹胀痛，连及右肩，平素性情急躁，遇怒加重，嗳气频作，善太息，舌苔薄白，脉弦大着加代赭石（先煎）10g、木香 12g、香附 12g；气滞血瘀型，症见：右上腹刺痛，痛有定处而拒按，舌质紫暗，边有瘀斑着加生蒲黄 6g、元胡 9g、制乳没各 6g；肝胆湿热型，症见：厌食油腻，恶心呕吐，口苦心烦，大便黏滞，舌红苔黄腻脉弦滑着加二花 20g、山栀 15g、金钱草 15g；阳虚郁滞型，症见：右上腹隐隐胀痛，得温痛减，神疲乏力，舌苔白腻脉沉细无力着加附子 9g、炒白术 12g、干姜 15g。临床随证加减。水煎服，每日 1 剂，10 天为 1 疗程，可连服 2~3 个疗程。

【禁忌】服药期间禁食生冷、辛辣、油腻、坚硬等食物，嘱患者戒烟酒。

【献方人】郭红伟，男，27 岁，从业年限 2 年，泾川县王村中心卫生院。

慢性腹泻

【方名】七味白术散。

【方药】葛根 15g，党参 10g，白术 10g，山药 15g，藿香 10g，木香 6g，甘草 6g。

【功效】健脾、止泻。

【主治】各种类型腹泻。

【加减】寒湿困脾型可加薏米、扁豆、焦楂；肝郁脾虚型可加防风、白芍；脾胃虚弱伴食滞型可加神曲、炒麦芽；脾肾阳虚可加补骨脂、肉豆蔻。

【献方人】韩燕，女，27 岁，从业年限 4 年，泾川县高平中心卫生院。

慢性胃炎

【方名】香砂六君子汤加减。

【方药】党参 10g，茯苓 10g，白术 10g，陈皮 10g，半夏 10g，木香 6g，砂仁 6g，生姜 6g，甘草 6g。

【功效】温中健脾，益气和胃。

【主治】脾胃虚弱型胃炎。

【加减】腹胀便溏者加炒扁豆、薏苡仁、莲子；食后腹胀、嗳气者加藿香、厚朴；泛酸者加海螵蛸、贝母；痛甚者加百合、台乌、荔核。纳差者加神曲、麦芽。

【用法】水煎服。

【献方人】张晓敏，男，25 岁，从业年限 2 年，泾川县高平中心卫生院。

慢性胃炎

【方名】加味香砂六君汤。

【方药】木香6g,砂仁9g,陈皮10g,姜半夏10g,党参15g,茯苓10g,白术10g,甘草6g。

【功效】健脾活胃。

【主治】慢性胃炎。

【用法】水煎分两次服用,每天1剂,30天为1疗程。疗程结束后将汤方加工成散剂,每次5g,每天2次。

【加减】脾胃虚寒加干姜6g、白芍10g、山药15g;瘀阻胃络去党参,加五灵脂10g、莪术9g、当归9g、乌药9g;胃阴亏虚加沙参15g、太子参15g、麦冬15g、生地12g;肝胃气滞柴胡10g、炒枳壳10g、厚朴12g、佛手15g;脾胃虚弱加焦山楂15g、炒神曲15g、麦芽15g;湿热中阻加黄连6g、陈皮10g、公英15g、竹茹6g;口干加木瓜18g生津开胃;胀甚加香橼12g调气;烧心发酸、呃逆加黄连3g、吴萸1.5g、段瓦楞子30g泻肝降逆;绞痛甚加九香虫15g、三七粉(冲服)3g和血调气止痛;郁热明显加公英15g清热生津;胆汁反流加厚朴15g,姜半夏加量至12g,治疗期间,调情志、节饮食、停服他药。

【献方人】鲁怀成,男,47岁,从业年限27年,泾川县泾明乡街道。

顽固性偏头疼

【方名一】化痰清热熄风汤。

【方药】半夏15g,陈皮10g,茯苓12g,甘草6g,天麻20g,胆南星10g,枳实10g,竹茹10g,黄芩12g,蔓荆子10g,川芎30g,赤芍20g,僵蚕15g,地龙10g,钩藤(后下)15g,当归12g,菊花10。

【功效】通络化痰,熄风清热。

【主治】风痰夹瘀型头疼。

【用法】水煎2次,分两次服。每服一次加全虫(研细吞服)5g,每日1剂。7日为1疗程。

【适应证】本方适用于身体偏胖的人多痰,半边头疼,昏重眩晕,呕吐,脉弦涩等症。

【方名二】滋降清热祛风汤。

【方药】生地12g,麦冬9g,石斛9g,当归12g,川芎30g,蔓荆子10g,菊花10g,天麻20g,藁本10g,钩藤(后下)15g,珍珠母(打碎先煎)30g,薄荷(后下)10g,柴胡6g,黄芩12g,防风12g,僵蚕15g,地龙10g。

【功效】滋阴降火,熄风化瘀。

【主治】风火夹虚型头疼。

【用法】水煎2次,分两次服。每服一次加全虫(研细吞服)5g,每日1剂。7日为1疗程。

【适应证】本方适用于身体偏瘦的人(多为女性)、失眠易怒,半边头疼,昏重眩晕,呕吐,大便干燥,五心烦热,脉细涩等症。

【方名三】血腑逐瘀汤合大定风珠。

【方药】牛膝20g,桔梗10g,桃仁15g,红花10g,当归15g,川芎30g,赤芍20g,生地15g,柴胡6g,白芍20g,枳壳10g,黄芩6g,龟板胶10g,阿胶15g,牡蛎30g,麦冬6g,麻仁30g,甘草15g,鸡子黄(兑服)1个,地龙10g,僵蚕10g。

【功效】化瘀通络、搜风补虚。

【主治】久病入络顽固不愈型头疼。

【用法】水煎两次,分两次服。每服一次加全虫5g,蜈蚣1条,天麻(研细吞服)3g,每日1剂。14日为1疗程。

【适应证】本方适用于形体偏瘦,失眠易怒,半边头疼剧烈,昏重眩晕,恶心呕吐,五心烦热,女性月经有块,顽固性久治不愈的偏头疼患者。

【献方人】陈福成,男,51岁,从业年限25年,泾川县罗汉洞中学。

心脑血管疾病

【方名】血府逐瘀汤方。

【方药】当归18g,川芎9g,赤芍10g,生地12g,桃仁12g,红花12g,牛膝9g,柴胡6g,枳壳9g,桔梗6g,炙甘草5g。

【功效】活血化瘀。

【主治】心脑血管疾病。

【加减】冠心病胸痛甚者加瓜蒌24g、浦黄10g、五灵脂10g;心律不齐、心衰者加人参9g、麦冬10g、五味子8g、黄精15g,甘草加至15g;高血压加石决明15~18g、代赭石18g、龙骨15g;头痛甚者加全蝎3g、僵蚕10g;脑梗死者去牛膝加黄芪60~80g、地龙9g、老葱3寸,四肢麻木者加麻黄6g、桂枝6g、杜仲6g、路路通10g。

【用法】水煎服,一日2次。

【献方人】王旭发,男,49岁,从业年限25年,泾川县窑店镇坳心村。

杂　　症

1.腹泻

【方药】党参15g,白术10g,茯苓10g,泽泻8g,猪苓8g,防风10g,山药

12g。

2.心绞痛

【方药】黄芪 30g,桔梗 8g,瓜蒌 10g,薤白 10g,丹参 10g,地龙 10g,川芎 10g。

3.高血脂

【方药】白果 10g,葛根 10g,决明子 10g,生山楂 12g,生地 10g,丹参 10g。

4.脱发、白发

【方药】熟地 30g,枸杞子 45g,黑芝麻 90g,何首乌 9g,怀牛膝 45g,旱莲草 30g,女贞子 30g,核桃仁 45g。

5.高血压

【方药】夏枯草 10g,黄精 10g,赤芍 10g,当归 15g,丹参 10g,红花 10g,菊花 10g,代赭石 10g,石决明 10g,天麻 10g,生杜仲 10g,怀牛膝 10g,山栀 10g。

6.荨麻疹

【方药】桂枝 12g,浮萍草 12g,苍术 12g,地肤子 12g,防风 15g,牛子 15g,金银花 30g,连翘 15g,车前子 12g,蝉衣 9g,皂刺 9g,槐花 9g,地丁草 24g。

7.痔疮

【方药】生地 30g,当归 15g,地榆 30g,槐角 6g,黄连 6g,花粉 6g,升麻 6g,赤芍 6g,枳壳 10g,黄芩 6g,荆芥 6g,甘草 6g。

8.浅表性胃炎

【方药】白芍 10g,佛手 10g,党参 20g,白术 12g,砂仁 10g,海硝 10g,瓦楞子、炒谷芽 10g,枳壳 8g,郁金 10g,木香 8g,陈皮 10g,

9.乳腺增生

【方药】当归尾 12g,白芍 10g,柴胡 10g,白术 10g,山甲 8g,香附 10g,郁金 10g,山慈姑 10g,鹿角霜 9g。

10.阳痿、遗精

【方药】锁阳 10g,补骨脂 15g,肉苁蓉 10g,山茱萸 9g,杜仲 10g,淫羊藿 12g。

11.化脓性中耳炎

【方药】黄柏 6g,黄连 8g,枯矾 5g,冰片 5g,青黛 3g。

【用法】外用(研为粉末吹入耳内)。

【献方人】薛玉仓,男,55 岁,从业年限 39 年,泾川县飞云乡西高寺村。

自拟愈疡汤

【方药】天花粉 30g,蒲公英 20g,郁金 15g,佛手 15g,白芍 20g,甘草 10g,川楝子 10g,元胡 15g,乌贼骨 20g,瓦楞子 15g。

【功效】理气止痛。

【主治】胃溃疡、十二指肠溃疡症见嗳气、反酸、胸骨后烧灼感、流涎、恶心呕吐、便秘等可单独或伴疼痛出现。

【用法】水煎服,每日1剂,一日2次。连服两个月即愈。

【献方人】田志成,男,44岁,从业年限18年,泾川县王村中心卫生院。

灵 台 县

说明： 选取最常见的病症，采用中医简易疗法，具有操作简单、安全、见效快、副作用少的优点。但有些只是对症治疗，要注意明确诊断，在缓解症状的同时配合其他疗法。

上　篇

感冒发热

1.毫针刺合谷、曲池、外关，三棱针点刺大椎、肺俞放血。

2.大椎、肺俞、风门拔火罐。

3.按摩肩井、风池等穴，按揉取微汗。

4.单验方：(1)生姜30g，葱白2根，红糖30g。水煎服，盖被出汗，用于风寒感冒。(2)大青叶30g，薄荷10g。水煎代茶频服。用于风热感冒。

感冒头疼

1.毫针刺太阳、风池、合谷、列缺。

2.按摩肩井、风池及疼痛部位。

偏头疼

1.毫针刺风池、率谷、头维、外关。

2.按摩肩井、风池及疼痛部位。

3.单验方：羌活9g、白芷6g、川乌4.5g、草乌4.5g，焙焦研粉，分9次服用，每日3次。饭前服。

麦粒肿

1. 取太阳、耳尖用三棱针点刺放血。

2. 用三棱针在大椎穴点刺出血后拔罐，每日1次。

3. 单验方：蒲公英30g、野菊花15g，干鲜均可，水煎，头煎内服，二煎熏洗患眼。每日2~3次。

急性结膜炎

1.三棱针点刺耳尖、太阳放血。

2. 淡盐水或野菊花30g，双花30g

煎水,浸毛巾局部热敷。

3. 单验方:野菊花 30g、酒大黄 10g,水煎服,每日 1 剂。

牙　痛

1.毫针刺合谷、颊车、下关、内庭。

2. 用右手拇指按压疼痛同侧肩井穴,逐渐加压,以病人能耐受为度,反复施术。

3.单验方:川椒(微炒)30g、炙蜂房 30g,共为细末,每次 6g,水煎漱口。

急性扁桃体炎

1.三棱针点刺少商、商阳放血。

2.单验方:生大黄 9~12g、生甘草 6g,沸水泡服,每日 1 剂。

落　枕

1.毫针刺天柱、大椎、后溪、落枕穴。

2.在疼痛部位施行揉、滚、点、拿、拳叩、切击等手法,用力宜轻。

急性胃疼

1.毫针刺中脘、内关、足三里、梁丘。

2.艾灸中脘、神阙、足三里,适用于寒性胃疼。

急性腹疼

毫针刺中脘、天枢、足三里、上巨虚或下巨虚。

痛　经

1.毫针刺合谷、三阴交、地机。

2.艾条灸关元穴。

3. 单验方:食盐 1000g、米醋 100ml,放锅内炒热,分装两包,轮流热敷少腹部。

腹泻(成人)

1.毫针刺中脘、天枢、足三里、阴陵泉。

2.寒湿暴泻者艾灸神阙穴。

3.单验方:(1)鲜马齿苋 60g、鲜白头翁 30g、独头蒜 3 个,洗净捣泥,拧汁,一次服完。用于急性湿热泄泻。(2)炒麦芽 15g、炒山楂 10g,水煎加适量红糖服,用于伤食泄泻。

急性腰扭伤

1.毫针刺腰疼穴。

2. 阿是穴刺络拔罐,配合委中放血。

3.单验方:生大黄粉 60g、生姜汁适量,加开水调成糊状,适量敷患处。每日 1 次。

腱鞘囊肿

以围针法在囊肿局部针刺,出针后用力按揉囊块,使之消散。

肱骨外上髁炎

1.以阿是穴为中心围针加灸,配针手三里、合谷。

2.于病痛局部施行拨、揉、拿、滚法,并重点使用拨法。

足跟疼

1.毫针刺昆仑、太溪、水泉,隔日1次。

2.单验方:半盆热水加食醋250g,熏洗患足20分钟。每晚1次,10次为1个疗程。

荨麻疹

1.毫针刺曲池、血海、三阴交、合谷。

2.单验方:苍耳草、艾叶、芫荽,干鲜均可,选择1~2味煎水熏洗。

呃逆

毫针刺内关、足三里。

小儿感冒发热

开天门,推坎宫,运太阳,揉耳后高骨,推三关,退六腑,分手阴阳,运八卦。

小儿食积

1.补脾土,运八卦,推及掐揉四横纹,摩腹,揉脐,按揉脾俞、胃俞、足三里、捏脊。

2.单验方:麦芽6g、神曲6g、陈皮3g、生姜2g,煎水频服,每日1剂。

小儿泻泄

1.摩腹,揉脐,揉龟尾,推上七节骨,补脾土,推大肠,按揉足三里。

2.验方:山楂炭、鸡内金、炮姜炭等份研细末,每次1g,开水调服。适用于食滞泻。

腮腺炎

1.用灯心草蘸食油后点燃,以雀啄状快速灸灼双侧角孙穴。

2.毫针点刺少商、关冲放血,每日或隔日1次。

3.单验方:(1)野菊花叶、车前草、马齿苋、蒲公英、鱼腥草、紫花地丁、芙蓉叶,任选2~3味,各取鲜草60g捣烂敷患处,每日1次。(2)芒硝30g、青黛10g,加醋适量调成糊状,外敷患处,每日1次。

下 篇

足 癣

1.苦参30g,金银花15g,秦艽15g,枳壳9g,甘草9g,蛇床子15g。用法:水煎,浸洗患处。每日2~3次。每次约30分钟。注:内服去蛇床子加黄芩9g。本方对湿疹、皮炎、荨麻疹、牛皮癣、霉菌性阴道炎也有良好的效果。

2.硫酸镁15g,大黄6g。用法:共研细粉,撒患处。

3.徐长卿30g。用法:水煎洗患处或用徐长卿9g水煎服(徐长卿用全草)。治疗足癣单验方数则。

牙 髓 炎

1.细辛3g,荜拨、川椒、薄荷各6g,防风、高良姜各4.5g。上药水煎后用药液含漱。

2.荜拨、冰片各3g,共研细末。用消毒棉花或纱布将药面包在内,置牙痛处。

前列腺结石

1.牛膝、桃仁,按照3:1适量,共研细末,每次服用6g,每日2次。

2.穿山甲、肉桂,按照5:1适量,共研细末,制成水丸,次服用6g,每日2次。

3.绿豆适量,白糖少许,将绿豆加水煮烂,调入少许白糖,经常饮用。

4.梨汁、荸荠汁、鲜芦根汁、鲜麦冬汁、鲜藕汁各适量,将五汁和匀,代茶饮之,经常服用。

5.荠菜根、车前草各30g,将二者水煎去渣,每日1剂,分2次服用。

6.蚕豆500g,冬瓜皮100g,将二者水煎去渣,每日1剂,分2次服用。

慢性鼻炎

白芷30g,薄荷、辛夷各15g,炒苍耳子7.5g。共为细末。每次服6g,饭前用葱汤或凉开水送服。

外痔外洗

柳树枝0.5kg,加水3kg放锅中烧至煮沸后,盛出放入脸盆中,先以热气蒸患处,待水不烫后,以水洗患处,15~20分钟,每日1次,连洗3~5次即可治愈。

烫 烧 伤

1.大黄、黄柏、苍术合为末,夏天用鸡蛋清、冬天用清油调涂伤口处。

2.鸡蛋清、生大黄、水龙骨合研调水抹。

3.可选用蛋清、白糖水、醋、蜂蜜在

烫伤时马上涂伤处,就不会起泡又易好。

疥 疮

山甲、蜈蚣、大枫子、蛇床子、樟脑、三仙丹、硫磺各 8g,研末调麻油涂患处。

黄 疸

茵陈 30g,栀子 9g,黄柏 15g,大黄 9g,大青叶 30g,川金钱草 60g。水煎早晚服,每日 1 剂。

斑 秃

1.川芎 5g,首乌 20g,桃仁 30g,打碎、泡开水代茶饮服,配何外用药治疗。

2.茯苓粉:每次 6g,每日 2 次或临睡前 10g 吞服,或用茯苓煎水内服亦可,效颇佳。

3. 生姜片、人参各 30g。先将生姜皮焙干后与人参共研细末,用鲜姜切断蘸药末涂擦脱发区。

4.中药黄芪治疗顽固性斑秃:黄芪 60g 煎水,混合,早晚分服,连续用药,直至毛发新生,疗程 3 个月至半年。

5.鸡内金炒焦、研细,每服 25g,每日 3 次,温水送服,有良效。

痢 疾

1.柿子:取柿子洗净切片晒干,炒黄研末,每次 5g,一日服 3 次,开水送服可治急性菌痢。

2.干姜:取干姜,切如大豆大,每次服 6~7 粒,米汤送服,每日 4 次,可用治寒湿痢,症见痢下赤白黏胨,白多赤少,或纯为白胨,腹痛,里急后重,脘闷纳呆等。

3.马齿苋:10~15g 加水煎服,每日 2 次;或鲜马齿苋捣汁半杯,加蜂蜜两匙,隔水炖,空腹分两次服,治疗菌痢(湿热痢寒湿痢)。

4.蔓荆叶:取鲜叶 25g,加水 800ml,煎一个半小时,滤出药液,浓缩至 150ml,分 3 次,一日内服完,治疗菌痢(湿热痢寒湿痢)。

5.扁豆花:取扁豆花 60g 炒焦,水煎两碗,连服 2 次,第二日再服 1 次,有健脾利湿涩肠止泻的功效可用于治疗痢疾初起。

6. 大蒜粳米粥:取紫皮大蒜 30g,去皮,放入沸水中煮 2 分钟后捞出,然后将粳米 100g 淘净放入大蒜水中煮粥,待粥成后把大蒜放入粥中,煮至粥稠即可每日早晚各 1 次,空腹热食 10~15 天为 1 疗程 间隔 3~5 天再行第二疗程。

7. 青辣椒籽:取辣味重的青辣椒籽 300g,晒干研末,成人每天服 3 次,每次服 9g,有温中散寒、收敛止泻之功,可用于治疗久痢脱肛。

眼 部 疾 患

一、眼生白翳

不落水猪胆1只,取出胆汁,将胆汁放在铜杓内,放在炭炉上煎干。即作成小丸如菜子一样大,候冷,放入眼内,遇热仍为水,早晚各1次,每次2丸,丸尽即愈,极效。

二、眼生赤翳

1.田螺1只,清水养几日,待其吐尽泥沙,取出揭去螺掩,以中药黄连细末掺入螺内,过一夜,肉已化为水。滴入眼中,则障自清。

2.熊胆少许,洗净去尽筋膜尘土。用冰脑一两片。痒则加生姜粉少许,以纸卷点眼奇效。

三、赤白翳

用乌贼骨30g去皮,研为细末,加入龙脑少许点眼,一日2次。

四、病后生翳

白菊花、蝉蜕等分别研为细末。每用4.5g,入蜜少许,水煎服有效。

五、明目去翳

野荸荠、猪胰子(即猪横利)各等份捣为糊,用鸡蛋壳半只,放药入内,临睡时,滴入眼内,翳随眼泪出,20日即愈,此药并治田螺头眼。

六、双目不明

黑豆100粒,黄菊花、皮硝各20g,水煎7分钟,带热熏洗。5日换1次药。平日忌茶并戒恼怒。

脚 臭

以韭菜150g,煎水半盆,晚上用以烫脚、洗脚。直至水冷,洗一次至少能保持一星期脚不臭。

神经性皮炎

艾蒿200g、韭菜200g、花椒50g,加水煮沸,趁温热洗患处。每日洗1~2次。一般3~5剂可愈。

尿床症

将鸡肠子放在锅里焙干,研为粉末。每次用黄酒50g,鸡肠子末适量,冲服。一天服3次,连服一星期(亦可根治老年尿床症)。

胃 病

取鲜苦瓜根400g(干品减半),猪连贴1副。将苦瓜洗净,连贴切细,加水熬浓汁内服,一天1剂,日服3次。服时加白糖少许,以减轻苦味。

自 汗

1.五倍子30g,研末备用。晚上取药末少许加唾液调和,敷于肚脐心,用一小块胶布贴上,每晚 1 次,一般 3~5 天显效。10 天左右即可痊愈。

2.用五倍子、枯矾等份为末,口水调匀填脐中,用布敷定,立效。又用郁金研末,卧时蜜调涂于两乳即止。

遍身瘙痒

1.遍身瘙痒如虫行,抓破见血或风热疹子成颗成片。先用香附子草取苗数斤,切细煎浓汤,乘热熏洗数次,汗出痒止。常用亦可断根,其效亦佳。凡一切风热发痒皆治。

2.外用苍耳子、车前子,研末蜜水调敷。内服叶天士先生所定之方荆芥、防风、赤芍、银花、生地、木通、甘草各 10g,水煎服,极效。

3.鲜韭菜、淘米水,按 1:10 重量配好,先泡 2 小时,再连韭菜一起烧开,去韭菜,用水洗痒处或洗澡,一次见效,洗后勿用清水过身,一日 1 次,连洗 3 天。

头 风 痛

1.白芷 15g,天麻、防风、荆芥各 10g。共研末冲服,一日 2 次,连服 3 天。

2. 头痛而起核块,或头中如雷鸣者。方用川芎、白芷、羌活、防风、天麻、甘菊、薄荷、甘草各 10g,水煎服,一日 2 次,连服 3 天。如不见效加地肤子、生姜酒水煎服。如热痰头痛则用瓜蒌 5g、牛蒡子 3g,共为末,酒冲服。

晕 眩

晕眩虽然小症,然而大病皆起于晕眩,眼目一时昏花卒倒而不可救者也,宜早治之。用党参、半夏各 9g,白术、当归、熟地、白芍各 10g,川芎、茱萸肉各 6g,天麻 3g,陈皮 3g,水煎服。此汤名防眩汤,专治气血之虚不治头目之晕。宜常服方能见效。

瘌 痢

用米泔水加明矾、花椒、葱头各 10g,煎汤熏洗。

耳 病

耳内如有虫走、或血水流出、或干痛难忍,方用蛇蜕皮,烧存性,研末,吹之立愈。此经验秘方也。

颈项直硬

不能转侧,属肝肾两脏受风。方用木瓜、没药、乳香、生地、黑豆各 10g,水煎服。

吞 酸

恶心、吞酸属,脾虚冷者。方用吴萸 12g,滚水泡去苦味,水煎服。或加干姜 3g 亦可。忌夜食并忌生冷食物。

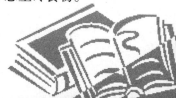

反　胃

有人朝食暮吐,暮食朝吐。属肾虚者。方用熟地、山茱萸各 10g,水五碗煎一碗,加肉桂 3g 研末兑入,空腹服,一日 1 剂。愈后服六味地黄丸巩固,疗效更佳。

乳头破裂

胭脂和蛤粉用水调敷。又方鸡屎白,晒干,文火焙炒,炒时洒入白酒少许,研末为丸散,每服 3g,酒冲服。

乳　痈

乳痈红肿疼痛,是男女皆有此症。方用炒白芷、制乳香、制没药、浙贝母、归身各等份,研末,每服 8g,酒送一服全消,未破者宜此。又方用生蒲公英捣烂冲酒服,渣敷乳上。

乳　肿

男子乳忽然臃肿如妇人乳。金银花、蒲公英、柴胡、白芍、通草、栀子、茯苓各 10g,天花粉、白芥子各 8g,制附子、木通 3g,水煎服获愈。

乳汁不通

乳汁不通。方用川贝母、知母、牡蛎粉各等份,为末用猪蹄汤调服 7g。

乳　胀

乳头发胀。方用红花、归尾、赤芍、牛膝各 10g,煎服即愈。乳肿痛难消。方用麦炒芽 20g,川芎、当归、生地、白芍各 10g,煎服即消。

胎　赤

小儿初生遍身红赤,此胎中热毒也,名曰胎赤。宜用生地、花粉、甘草、连翘各 3g,水煎服。外用浮萍水苔捣烂绞汁调朴硝、赭石敷之。

胎　黄

小儿初生遍身发黄此胎中湿热也。名曰胎黄。宜用生地、花粉、茵陈各 3g,煎服。

胎　垢

小儿身如蛇皮鳞甲,症名胎垢,又名蛇胎。用白僵蚕去嘴为末,煎汤洗之。或加蛇蜕研末和入亦可。

痰　喘

凡小儿痰喘有声,方用胡桃连皮捣烂、麦芽煎水,加冰糖冲服。喘止痰消获愈。

嘶　哑

凡儿喉嘶声哑。方用甘草、薄荷各 5g,桔梗、麦冬各 3g,水煎服,立愈。或用蛤蟆胆取汁点舌上立愈。

脐 风

用枯矾、硼砂各5g,朱砂3g,冰片3g为末。小儿洗过后用此末掺脐上,每天1次。

关节炎、肩周炎
（包括风湿性、类风湿性关节炎）

食用细盐500g,放锅内炒热,再加葱须,生姜各10g,一起用布包好,趁热敷患处至盐凉;一日1次,连用一星期,有追风祛湿之功效。

劳伤腰痛

艾叶50g,炒黄的蟹壳50g,浸白酒500ml,3日后用酒涂腰部,一日2~3次,7~10天,可治多年腰痛。

肾亏腰痛

丝瓜籽250g,炒黄研成粉。白酒送服,每次3.5g,一日2次,服完即愈。此方还可治妇女产后腰痛。

坐骨神经痛

食用细盐500g,炒热后加艾叶50g,用布包好敷患处至盐凉,一日1次,连用5~10天(盐可每天反复使用)。

颈椎痛

羊骨头(生的、煮过均可)100g,砸碎炒黄,浸白酒500ml,三日后擦颈部,一日3次,一般不过15天,可以根治。

骨刺（骨质增生）

狗骨头9g,砸碎炒黄浸白酒500ml,三日后用酒擦患处(最好带吃此酒一盅),一日3次,需用半月可愈。

腿 抽 筋

桑树果3g,煎一碗汤一次喝下,一日2次,连服5天。

四 肢 麻 木

老丝瓜筋3g,煎一碗汤一次服下,一日2次,连服一星期。

打 针 结 块

将土豆切成0.5cm厚的薄片,敷在患处,再用热毛巾捂,一日2次,一次20分钟,2~3天肿块消散。

狐 臭

胡椒、花椒各50粒,研成粉,再加入冰片6g,用医用酒精调匀,每日取一小团涂患处并用胶布贴好,一日换1次,连用半月可根除。

脱 肛

每次用韭菜250g、水1000ml煎开洗肛门,一日2次,洗3天。

落枕（睡觉时由于枕头或姿势不适而引起的颈痛）

韭菜汁加热擦颈部，日擦七八次。2~3 天可治好。

喝酒不醉

葛根 3.5g，在喝酒前泡一杯开水喝下再喝酒，酒精可解，所以人不会醉。

疔疮（老烂脚）

豆腐渣炒热，敷患处，用布包好，日换 1 次，可治愈烂脚久不收口。

淋巴结核

田螺壳炒黄研成粉，用芝麻油调匀敷患处，日换 1 次，连用 7~10 天。

长寿保健药酒

磁石、何首乌、大枣、核桃、枸杞各 50g，浸白酒或黄酒 1000ml，两天后按常日酒量吃此酒，如常饮能使老人面部红润，增强抗病力，有延迟衰老功效。

牛皮癣、顽癣（银屑病）

侧柏叶、苏叶、各 200g，蒺藜 40g，共研粗末，装纱布袋内，用水 3000ml 沸煮后，小火煮 30 分钟，涂洗患处，每日 3 次。

神经性皮炎（或过敏、或季节性发生）

老豆腐 150~200g 炒焦，用芝麻油调匀涂患处，一日 3 次，三四天有特效。

湿　疹（皮肤起红点、水泡、发痒）

用绿豆 150g 炒焦研成粉，用醋调匀涂患处，一日 2 次，连涂一星期可根治。忌花椒、胡椒。

风疹块、痱子

鲜韭菜汁每天涂患处，一次即明显见效，一日 3 次，2~3 天即愈。

白　癜　风

乌梅 30~50g 浸泡在 95% 酒精 100ml 中，2 周后过滤再加二甲亚砜 5ml，每日擦患处 3 次，每次用力擦 5 分钟。

手气、脚气

生大蒜头 2 只，去皮放入 250ml 醋内泡 3 天，再用大蒜头擦患处，每日 3 次。连用 7~10 日，有消炎和杀死细菌之特效。

手汗、脚汗太多

明矾 20g，热水 1000ml，一起溶化浸手脚，一次 10 分钟，浸后让其自然晾干，一日 1 次，5 天后手脚汗正常。

手足开裂、粗糙

生猪油 100g,加白糖 3.5g。捣匀擦手脚,一日 2~3 次。一般 7 天痊愈,再擦几天以后永不复发。

冻疮未破

尖头辣椒 20g,白酒或酒精 250ml 一起放入瓶内浸 3 天后,在冻疮初起,皮肤红肿发热时涂患处,一日 5 次,有特效,连用 10 天至半月痊愈除根,来年永不再发。

冻疮已破

陈旧棉花(越陈旧越好)烧成灰,用麻油调匀涂患处,一日 3 次。

鹅掌风、灰指甲

醋 500ml 熬至 250ml,加入去皮大蒜头 1 只,两日后用醋每天浸手 2 次,一次 10 分钟,浸后再用清水洗净,7 天即可。

疮、疔、疖

用生土豆捣烂,涂患处用布包好,日换 1 次,一般 5 天即可。

流火、丹毒(多患于下肢、皮肤红、肿、热痛并伴有寒战、高热、头痛)

用鲜丝瓜叶汁拌金黄散调成糊状,外涂患处,内服三妙丸中成药有奇效。

蚊虫咬伤(红肿、痒)

可选用大蒜、生姜擦或用醋、牙膏、盐水、香烟灰加水调匀涂,均可立即见效止痒、解毒消肿。

慢性咽炎

取麦冬、玄参、菊花、金银花、木蝴蝶、甘草适量,加胖大海 2 枚、冰糖 2 块,用开水冲泡代茶饮。

雀　斑

僵蚕、白附子、白芷、山奈、硼砂各 10g,石膏、滑石各 16g,白丁香 7g,冰片 2g,研成极细粉,每晚睡前用水或牛乳调匀,搽面部。

脱　发

取大红枣 500g,广陈皮 30g,白酒 1000ml 浸泡。1 周后去药渣,每次服 50ml,每日 2 次。治疗脱发效率较高。

耳鸣、耳聋

1.当归 15g、黑豆 30g、红糖 30g,水煎服,每日 2 次,2 周见效。

2.菊花 30g、芦根 30g、冬瓜皮 30g,水煎服,每日 2 次,2 周见效。

口疮(口腔溃疡)

醋、蒸馏水等量搅匀,涂患处,一日

5次,连用2~3天,可消炎止痛,效果极佳。

口　臭

芦根(鲜、干均可 3g,煎汤一碗加冰糖适量内服,一日1次,早晨空腹服,连服一星期。清火解毒,治内热胃火。

脚趾间瘙痒、脱皮、经久不愈,甚至皮肤皲裂的干性脚癣

土槿皮、苦楝根皮各15g、苦参20g、冰片(后下)5g、猪油95g。先将上药与猪油入锅内煮半小时,滤去药渣,加入冰片,溶化后拌匀,装瓶备用。用上药搽患处,每日2~3次。

庄 浪 县

马进武经验方

治感冒迁延不愈方

【组成】党参15g,黄芪15g,茯苓10g,川芎10g,羌活10g,防风10g,柴胡15g,枳壳10g,桔梗10g,白芍12g,桂枝6g,炙甘草6g。

【献方人】马进武,男,现为南湖中心卫生院内科副主任医师。

马新生经验方

定 眩 汤

【组成】泽泻60g,白术20g,半夏12g,陈皮9g,茯苓9g,枳实6g,竹茹9g,赭石20g,甘草6g。有热象者加黄连6g;气虚者加党参12g;阴虚者加枸杞10g、麦冬10g。

【功效】健脾利水,降湿化痰。

【主治】内耳眩晕症。

【用法】凉水煎,一日1剂,分两次服用。

【按语】现代医学认为,内耳眩晕症是由于应激,免疫及植物神经功能紊乱等因素造成,内耳微循环紊乱,淋巴积水,迷路水肿导致内耳平衡功能失调所产生的一种疾病,属于祖国医学眩晕的范畴。早在《内经》中就有"诸风掉眩,皆属于肝"和"髓海不足"则"脑转耳鸣"的论述。朱丹溪在《丹溪心法·头眩》中亦有"无痰不作眩","当以治痰为先"之说。临床观察,此病多与精神刺激和劳倦等因素有关,临床辨证以痰浊中阻型居多。由于上述致病因素导致肝脾肾功能失常,使脾不健运,聚湿成痰,阻滞气机,浊阴不降,气机逆乱则恶心,呕吐,清凉不升,脑髓失养则脑晕耳鸣。本方重用泽泻祛湿利水,并泻肝肾之虚火,白术、茯苓健脾利水,半夏、陈皮、枳实、竹茹理气健脾,降逆化痰,代赭石重镇降逆,甘草调和诸药,诸药合用,共收健脾利水降逆化痰之功,使浊阴下降,清阳上升,脑髓得养,则眩晕、耳鸣、恶心

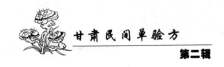

呕吐诸证自愈。

多皮饮——治荨麻疹

【组成】石苇12g,地骨皮15g,丹皮12g,陈皮12g,白藓皮15g,海桐皮12g,蝉蜕15g。

【功效】清热凉血,祛湿通络止痒。

【主治】荨麻疹(顽固性荨麻疹及原因不明的荨麻疹)。

【辨证用药】风邪重者加防风9g、薄荷6g,浮萍6g;湿重加苦参12g;大便秘结加大黄10g;痒甚者加蛇床子;血热甚者加紫草15g;久致瘀加当归12g。

【用法】凉水煎服,一日2次。

【按语】荨麻疹,病因是多方面的,相互关联,病位虽在肌肤,但实与气血、脏腑有关。临床常遇此病而不重视,或反以常法疏风达邪贻误病机,导致缠绵不愈,致邪与血结而成瘀,造成顽疾。方中石苇利水除湿,地骨皮、丹皮、白藓皮清热凉血,蝉衣能行经络以达病所入血分杀虫止痒,陈皮辛能散、温能和、调中祛痰湿,海桐皮祛风湿通经络。

【献方人】马新生,男,47岁,1984年8月毕业于甘肃省中医学校。同年在庄浪县南湖中心卫生院参加工作,1989年8月毕业于陕西中医学校中医专业,先后担任南湖中心卫生院中医内科主治医师、内科主任、业务副院长、院长等职务。2008年晋升为中医内科副主任医师,2010年担任中医院副院长职务。行医27年一直从事一线临床及教学工作。

主要学术思想,临床经验:提倡辨病与辨证相结合,以辨证为主。临床重视调和阴阳,善用经方,推崇仲景学术思想,应用中医中药疗法对脾胃病、肝病、肾病及心血管疾病的治疗有独特疗效和见解,受到广大患者的赞誉;在国家及省级刊物发表论文10余篇,获得县级科技进步一等奖2项。先后8次获得县委、县政府优秀医务工作者,十佳医生等称号。2006年获得省优秀医务工作者称号,2009年被评为甘肃省乡村名中医和甘肃省优秀卫生院管理者等称号。

王俊山经验方

芪莪柴胡汤
——治慢性萎缩性胃炎

【组成】黄芪30g,莪术10g,白术20g,太子参20g,郁金10g,香附10g,砂仁10g,柴胡10g,黄芩10g,半夏10g,九香虫10g,丹参20g,白花蛇舌草15g。

【用法】凉水煎,分三次温服,每日1剂,10天为1疗程。

【功效】疏肝理气,健脾和胃,活血化瘀。

【主治】慢性萎缩性胃炎肝郁脾虚型。

【临证加减】胃痛甚者加元胡、白芍;痞满甚者加枳实、莱菔子;口舌干燥加沙参、黄精;胃脘嘈杂加左金丸、公英;恶心呕吐加生姜、竹茹;胃酸过多加海蛸、煅瓦楞;伴胆汁反流加赭石、大黄;胸闷加檀香、枳壳;心烦易怒加栀子、龙胆草;大便秘结加大黄、桃仁;食少纳呆加内金、木瓜;伴不典型增生加地鳖虫、三七;肠化生加半枝莲、土茯苓;幽门螺旋杆菌试验阳性加公英、黄连。

【按语】慢性萎缩性胃炎是临床上常见病和多发病,伴中度以上不典型增生者有癌变之可能,目前西医对本病尚无理想的治疗方法,中医辨证论治具有明显的优势。为了更好地开展胃癌的二级预防,对慢性萎缩性胃炎的彻底治疗具有重要意义。

中医学认为人的情志活动与内脏有密切关系,如《素问·阴阳应象大论》说:"肝在志为怒,心在志为喜,脾在志为思,肺在志为忧,肾在志为恐";《素问·举痛论》说:"百病生于气也,怒则气上,喜则气缓,悲则气消,恐则气下,惊则气乱,思则气结";《丹溪心法·六郁》说:"气血冲和,万病不生,一有怫郁,诸病生焉,故人身诸病,多生于郁"。当今社会,由于人们的生活节奏紧张,工作压力大,家庭和社会负担过重,对物质享受和精神欲望需求太高,会直接影响人的七情六欲。情志不舒,谋虑不遂,则郁怒伤肝,肝失条达则横逆犯胃,胃失和降,脾失健运,气机失调,则水谷气血不能正常运行,清气不升,浊气不降而变生诸病。"气为血帅,血为气母,气行则血行,气滞则血瘀";气虚不足以行血,则血行迟缓,渐致壅滞成瘀。所以肝气郁结、脾气虚弱、胃络瘀阻是其基本病机。慢性萎缩性胃炎胃镜直视下见胃黏膜红白相间、以白为主,失去了正常的橘红色,色泽变淡,黏膜变薄,皱襞变细平坦,黏膜下血管纹理透见,也可见到大小不等的颗粒样增生等一派气虚血瘀之象。现代医学从血液流变学方面进行研究,发现慢性萎缩性胃炎患者血液流变学各项指标与健康人相比有显著性差异,并表现为萎缩程度越高,血液流变学异常程度越高;按中医分型测定了全血黏度、血浆黏度、红细胞压积、红细胞电泳时间等指标,证实了肝郁脾虚型均存在明显血瘀证;结合慢性萎缩性胃炎的病理变化,表明重度慢性萎缩性胃炎比中、轻度瘀血更严重。自拟芪莪柴胡汤以疏肝理气,健脾和胃,活血化瘀为主,方中莪术、郁金、香附、柴胡疏肝解郁,理气消痞;黄芪、白术、太子参、砂仁、半夏健脾益气和胃;莪术、九香虫、丹参活血化瘀,消痞止痛;黄芩、白花蛇舌草清热解毒;现代药理研究本方诸药具有调查节免疫功能、改善临床症状、增强胃肠消化功能、改善胃黏膜屏障、增加胃黏膜血流量、改善微循环、促进固有腺体的修复和再生、抑制过度增生及肠上皮化生、杀灭幽门螺杆菌及防癌治癌等作用。

退烧立效方

【组成】柴胡15g,黄芩10g,半夏10g,黄连10g,瓜蒌30g,桔梗20g,石膏30g,知母10g,二花20g,连翘20g,牛籽10g,甘草10g,生姜10g。

【煎服方法】凉水煎,分三次温服,每日1剂。

【功效】清热解毒、宣肺化痰。

【主治】风热感冒后,症见高烧不退、咳嗽咳痰,咽喉肿痛,胸胁满闷疼痛,心烦口臭,恶心纳差等。

【临证加减】头痛加葛根、藁本、川芎;身痛加独活、白芍;恶心甚加藿香、佩兰、竹茹;便秘加大黄、桃仁。

【按语】此方为小柴胡汤、小陷胸汤、白虎汤、银翘散加减而成,临床多次用于治疗风热感冒后,症见高烧不退、咳嗽胸痛,咽喉肿痛等症效佳。

牛锐经验方

妊娠恶阻验方

【组成】茯苓10g,姜半夏、苏叶各6g,佛手片3g。

【用法】加水600ml煎至300ml口服,渣再煎。

【献方人】牛锐,庄浪县人民医院,内科主治医师。

刘保平经验方

急性、亚急性湿疹治疗方

【组成】当归10g,山栀子10g,板蓝根15g,蒲公英15g,泽泻10g,车前子10g,丹皮10g,赤芍10g,生地15g,地肤子10g,白癣皮10g,生甘草10g。

【用法】凉水煎,每日1剂,分两次服用。热盛者加黄芩10g;血瘀者加丹参20g;湿盛者加滑石粉15g。

【主治】治疗急性、亚急性湿疹,症见局部皮疹红色,瘙痒,可有糜烂、渗出,结痂等。

刘来明经验方

川芎饮——治偏头痛

【组成】川芎 10g，白芷 10g，天麻 10g，香附 12g，郁金 10g，白术 10g，甘草 10g。

【用法】水煎服，一日 2 次。

【主治】顽固性头痛及神经性头痛。

【献方人】刘来明，男，庄浪县中医医院针灸主治医师。

刘树柏经验方

治阴道炎验方

【组成】狼毒 10g，黄柏 20g，苦参 15g，土茯苓 30g，地肤子 20g，冰片 3g，枯矾 5g，雄黄 5g，花椒 5g。

【用法】将狼毒、黄柏、苦参、花椒、土茯苓、莪术、红藤、肤子水煎取汁，待温后将冰片、枯矾、雄黄各研极细末后入汤液，每日早晚各一次加温坐浴。

【功效】解毒祛湿止痒止带，适用于盆腔炎、阴道炎、宫颈炎、宫颈糜烂带症异常的患者。

【方解】狼毒、黄柏、雄黄、红藤解毒，地肤子、枯矾、花椒、土茯苓利湿止痒，莪术、冰片止痛共奏祛湿解毒之效。

痔疮验方

【组成】槐花 15g，侧柏叶 20g，地榆 20g，皂刺 6g，枯矾 5g，雄黄 5g，冰片 5g，五倍子 10g。

【用法】将槐花、侧柏叶、地榆、皂刺水煎取汁，待温后加枯矾、雄黄、冰片、五倍子研末后坐浴。

【献方】刘树柏，现工作于南湖中心卫生院，中医主治医师。

朱建新经验方

扶正止鼽汤

【组成】五爪龙 30g，苍耳子 10~15g，辛夷 10~12g，细辛 3~6g，炒白术 12g，防风 10g，丹皮 6g，蝉衣 6g，煅牡蛎 30g，山萸肉 12g，仙灵脾 12g，乌梅 6g，炙甘草 6g。

【用法】浸泡 30 分钟，先武火后文火煎 10~15 分钟，放凉温服。每日 1 剂，早晚各 1 次分服。

【功效】温阳补气、疗嚏止痒。

【方解】鼻鼽，或称鼽嚏，是指以突然和反复发作的鼻痒、喷嚏、流清涕、鼻塞等为特征的鼻病。发病以肺脾肾亏虚为关键。鼻为肺窍，为肺所主，肺主气通于鼻。肺气宣发卫气于鼻以温养鼻窍，强其门户而抵御外邪。脾为后天之本，肺气的充实有赖脾气的输布，且阳明胃脉起于鼻侧，夹鼻而行，脾经气血假胃脉而儒养于鼻。肾为阳气之根，督脉络肾过鼻，为"阳脉之海"，肾督阳气上行，奉养于鼻而温养鼻窍，故肺、脾、肾三脏亏损，阳气虚弱，气化失职，鼻失温养则见喷嚏、流清涕、鼻塞鼻痒等症。方中苍耳子、白芷、辛夷、细辛是《济生方》苍耳子散组方，具有温通鼻窍、除风胜湿之功；鹿角霜、制附子、巴戟天温肾补阳、通督活络；桂枝、炙甘草、白芍调和营卫、畅通肺气；党参、白术、黄芪补土生金、补脾益肺。全方共奏温阳补气、疗嚏止痒之功。

【临床应用】本方主要适用于肺脾肾三经阳虚所致鼻鼽（过敏性鼻炎），症见鼻流清涕、频繁打嚏、鼻塞鼻痒、舌质淡、苔薄白、脉沉迟、尺脉尤甚的患者。而肝火旺盛、鼻流黄脓涕者应禁用。

【按语】过敏性鼻炎是五官科常见病，属于变态反应性鼻炎的一种，是身体对某些过敏原等敏感性增高而在鼻部出现的异常反应，以突然发作性鼻塞、鼻痒、鼻流清涕、喷嚏为主要临床表现。属于中医学"鼻鼽"范畴，《素问·玄机原病式》说："鼽，出清涕也。""嚏，鼻中因痒而气喷作于声也"。鼻鼽，以阵发性鼻奇痒、喷嚏频作、大量清水涕为特点，伴有鼻塞、目痒等，分常年性和季节性两类，其病因为正虚，风邪乘虚而入。鼻鼽的原因主要是：肺气虚弱，卫表不固，风寒乘虚而入，犯及鼻窍，邪正相搏，肺气不得通调，津液停聚，鼻窍壅塞，遂致喷嚏流清涕，此外脾虚则脾气不能输布于肺，肺气也虚，而肺气之根在肾，肾虚则摄纳无权，气不归元，风邪得以内侵。故鼻鼽的病变在肺，但其病理变化与脾肾有一定关系。鼻鼽一证，主要责之于肺、脾、肾三脏功能失调。肺主一身之皮毛，肺气虚寒，卫表不固，腠理疏松，则风寒异气乘虚而入，循经上犯鼻窍。《太平圣惠方》卷37曰："肺气通于鼻，其脏若冷，随气乘于鼻，故使津液浊涕，不能自收也"。临床常伴有恶风怕冷，气短乏力，自汗，舌淡胖，苔薄白，脉细弱。脾为气血生化之源，脾气虚弱，气血生化无源，则肺气也虚，鼻失濡养；脾气虚弱，运化失司，津液敷布影响，不能通调水道，水湿上犯鼻窍。临床上见有鼻塞较重，鼻涕量多，倦怠乏力，治以健脾益气为主，方中重用黄芪益气固表，白术健脾益气。肾为气之根，肾虚，肾不纳气，耗散于外，上越鼻窍；肾阳不足，摄纳无权，水湿上犯，可使清涕连连。《素问·宣明五气论》提出："肾为欠、为嚏"，临床常喷嚏频作,大量清涕,治以温肾固涩为主,方用山萸、仙灵脾。蝉衣:性味甘寒,入肝、肺经,具有祛风止痒、宣肺、定痉作用,实验研究证明蝉衣有抗过敏作用。

鼻与心、肺息息相关,《素问·五脏别论篇》:"五气入鼻,藏于心肺"。因为心主血,肺主气,全身之血通过"肺朝百脉"的功能汇聚于肺,并通过肺宣降而输送至全身。鼻虽位居局部,但为经络交会之地,通过经络相连,内通全身。鼻为胃经、大肠经和督脉循行之地,交会之,与十二经脉密切相关。中医认为鼻为一身血脉所经及清阳交合之处,且黏膜下血管丰富,药物易于向血液和组织渗透吸收。鼻疗是祖国医学的瑰宝,其历史悠久,源远流长,在历代的医学书籍中均有大量的散见记载,并在民间广泛流传。鼻腔给药可与注射法相媲美,尤其是治疗过敏性鼻炎,卓有成效。中医学的治疗可分为内治和外治两大类。内治即口服给药,广义的外治则泛指口服之外的各种方法。由此可见,外治法是祖国医学宝库中的宝贵遗产,是中医学的重要组成部分。其方法众多,内容丰富多彩,有内治法所不具备的许多优点,几千年来为中华民族的繁衍昌盛做出了不可磨灭的贡献,备受历代医家的重视,故有"自古名医不废外治"之说,如清代外治宗师吴尚先曾盛赞外治法曰:"神奇变幻,上可以发泄造化五行之奥蕴,下亦扶危救急现时层出不穷;且治在外则无禁制,无窒碍,无牵掣,无黏滞;世有博通之医,当于此见其才。"鼻疗便是一种颇具祖国医学特色的古老而又新兴的外治疗法。通过鼻腔用药或刺激部位,能激发经气,疏通经络,促进气血运行,调节脏腑功能,从而防治疾病的一种疗法。鼻疗可以通治全身100多种疾病,并且具有简、便、廉、验、捷等许多优点,是中医学中的一个重要组成部分。由鼻窍经络调正全身脏腑、气血、寒热、虚实。由此及彼,"一动可促多动",使整个机体形成可上可下、可内可外的动态平衡,达到阴阳平衡的目的。药物直接作用于鼻黏膜多络之处,犹如投石于平静的河面,一时浪花飞溅,涟漪频作,进而波及各方,纠正偏胜,故久病速愈,这种轻可驾重、"一动可促多动"的愈疾机理,及其简、便、廉、验之最,即是中医药学的优势和特色。

益肾化瘀降浊汤
——治老年痴呆

【组成】山萸15g,郁金15g,菟丝子15g,益智仁10g,菖蒲10g,胆南星6g,远志10g,枸杞15g,丹参30g,赤芍15g。

【功效】填精补髓,涤痰开窍。

【主治】脑动脉硬化,老年痴呆症。

【临床表现】头昏、头晕,智能减退,健忘、失眠,耳鸣耳聋,神情呆滞等。

【用法】水煎服,每日1剂,每次150ml,早晚口服。

【按】老年痴呆以肾虚髓空为本,痰阻血瘀为标,形成本虚标实的病理变化。肾藏精,主骨,生髓,髓通于脑。"高年无记性者,脑髓渐空",肾虚为本,痰瘀为标。故用山萸、菟丝子、枸杞子、益智仁益肾填精生髓,为治疗本病的主要药物。除肾虚外,患者多兼痰浊阻络,蒙蔽清窍,而致神机不爽。故用丹参、赤芍和血通络,《景岳全书》说:"痰迷心窍,则遇事多忘。"故配炙远志、胆南星、菖蒲豁痰利窍,安神益智。而本方药有补肾充脑、化瘀豁痰之功,本标兼顾,有益肾、降浊、醒神之效。临床观察,收效良好,无不良反应。现代药理研究,有降脂、抗血小板聚集、改善血黏度、增强机体免疫功能。

【应用】本方除对中风后遗智能低下具有明显增强智力、恢复肢体功能作用外,对老年出现的记忆力减退、思维紊乱、精神抑郁和早衰等症,以及脑萎缩、帕金森氏病、脑炎等症所致智能低下均有一定疗效。

【献方人】朱建新,男,1966年生,本科学历,中医内科副主任医师,现任庄浪县中医院副院长,2011年7月兼任平凉市医学会内分泌糖尿病专业委员会委员,甘肃省中医药学会脾胃病专业委员会副主任委员。2006年3月被庄浪县委县政府授予"十佳白衣天使"称号,2006年9月被庄浪县委县政府授予"优秀科技工作者"称号。擅长中西医结合治疗急性冠脉综合征(急性心肌梗死、不稳定性心绞痛)、特发性血小板减少性紫癜和慢性阻塞性肺疾病等疾病;在急危重症的救治上积累了丰富的临床经验。精于中风、糖尿病的治疗。

吴发宏验方
(以3~5岁剂量为例)

小儿肺炎方

【组成】麻黄3g,杏仁6g,生石膏(先煎)20g,黄芩6g,瓜蒌6g,知母6g,贝母6g,半夏6g,桑皮8g,百部8g,甘草3g。

【功效】清热化痰,宣肺止咳。

【主治】小儿肺炎之发热、咳嗽、喘促,痰多。

急性菌痢方

【组成】葛根 6g,黄芩 6g,黄连 3g,白芍 6g,白头翁 6g,大黄 3g,当归 3g,木香 3g,槟榔 3g,肉桂 3g,公英 6g,甘草 3g。

【功效】清热解毒,行气化湿。

【主治】小儿急性菌痢。

【方解】全方以诸药共凑清热利湿,解毒之功。

吴瑞莲经验方

止痛调经方

【组成】当归 15g,柴胡 15g,香附 15g,元胡 10g,蒲黄 10g,木香 10g,川楝子 12g,五灵脂 12g,高良姜 12g,乳香 10g,没药 10g,皂角刺 10g。

【主治】妇女经行腹痛。

【功效】补血,活血,调经止痛。

【方解】柴胡调经理气,蒲黄收敛止血,五灵脂行血止痛,香附理气解郁、止痛调节,高良姜温经散寒,乳香、没药、皂角刺能使气血相互通活。

【用法】水煎服,一日 2 次。

【献方人】吴瑞莲,女,现为庄浪县南湖中心卫生院中医主治医师。

苏天存经验方

面神经麻痹方

【组成】炙草 15g,生芪 6g,蔓荆子 10g。

【用法】用胡油调和共捣为泥,眼左斜敷右侧,右斜敷左侧。

治神经性耳聋

【组成】菖蒲 30g,苍耳子 12g。

【用法】炖瘦肉或猪小肠服数次。

【献方】苏天存,男,庄浪县人民医院中医内科副主任医师。

苏亚平经验方

补 脬 饮

【组成】白及(研末)30g,牡丹皮(研末)30g,黄色蚕茧 20 个。

【用法】每日 1 剂,水煎至蚕茧如汤,药液不用纱布过滤,分两次服。

【主治】治疗膀胱阴道漏。(1)产妇分娩时损伤膀胱所致;(2)妇产科手术损伤膀胱所致。

【应用】中气不足者配合补中益气丸,每次 2 丸,一日 2 次。气血亏虚者加服人参养荣丸或八珍益母丸,每次服 2

丸,一日2次,疗程8~13天,此方也可用煎药机直接煎成液体包装服用,更方便,更易于口服。

慢性支气管炎方

【组成及用法】露蜂房3g,鸡蛋1枚(去壳)混合,不放油盐,置锅内炒熟,于餐一次食用,每日1~2次,多可于3日内控制主要症状,不仅疗效高,且见效快,具有止咳化痰,平喘降气,还有催眠,增加食欲及止血作用,但有少数患者,服用后有头晕、恶心不适,不需停药,小量常服能强壮益肾,故于慢性支气管炎,不仅治标,而且治本。

肩周炎方

【组成】防风9g,威灵仙6g,当归9g,透骨草9g,地鳖虫9g,乌蛇6g,黄芩9g,桂枝15g,白蝎6g。

【用法】上药水煎服两次,分两次服用,用药渣加盐蒸熟,布包,热敷患处,每天半小时,连用一周。

【主治】治疗肩周炎。

治小儿疝气方

【组成】吴萸9g,肉桂9g,玉片9g,红花9g,麝香0.9g。

【用法】共研极细末,用白酒调成软膏分三次敷于脐部,一周换1次,对于5岁以内的患儿效果良好(注麝香分三次,用白酒调成加入)。

【主治】小儿疝气、脐疝。

治胆道蛔虫方

【组成及用法】花椒荷包蛋治疗胆道蛔虫症:花椒6g研细末备用,菜油煎荷包蛋两个,一个一个地煎,一边煎一边加入花椒粉,一个鸡蛋加3g花椒粉,蛋熟透稍凉后趁热吃,吃完后痛一小会儿(2~3分钟)就不痛了,第二天给服驱虫药,花椒有驱虫之功,又兼温中止痛,油煎荷包蛋可促进胆汁大量排出,胆汁排出虫可自动退缩而出。

治骨与关节结核未溃者

【组成】藤黄30~50g,生川乌10g,生草乌10g,生龙骨10g,生牡蛎10g,白芨10g,生甘草10g,乳香5g,没药5g,狗宝3g,麝香3~6g,无狗宝加大龙骨、牡蛎、白芨用量,痛甚加大乳香、没药用量。

【用法】上药共研细末,用滚白开水调成稀糊状,以敷后不往下流为度,用量根据病位不同,如膝关节可用药粉30~45g,腰部可用30g,敷时病灶处应稍厚于周围0.5cm,外用纱布、胶布固定,如在腰部可用腹带固定,本方有剧毒避免入口。

硫磺七仙散——治疥疮

【组成】硫磺3g,枯矾3g,樟脑3g,五倍子6g,密陀僧6g,大枫子肉3g,红粉0.5g。

【用法】前六味药共研细末与红粉和匀,用纱布包裹,再用茶籽油60g,放入砂锅内用文火煎滚,略浸药使之从纱布眼内溢出,取之擦患处,患处用炭火烘烤皮肤,一周擦1次,连擦两次。

【主治】疥疮。

五毒黑烧散——治骨结核

【组成】蜈蚣(去竹板净的)36g,斑蝥48g,全蝎36g,僵蚕36g,蛇蜕48g,血竭108g,桦树皮250g,鸡蛋28个,香油1000g,白酒500ml。

【用法】选择院内空闲之地,周围无易燃之物的地方,以二尺口径的铁锅置火上,先将香油倒入锅内,至香油油沸,及将五毒(蜈蚣、斑蝥、全蝎、僵蚕、蛇退)依次序投入沸油中,煎约10分钟后,再以14个去壳鸡蛋,以及蛋壳蛋投入锅内再煎10分钟,然后将桦树皮撕碎加入锅内煎成焦褐色,再将血竭加入之,同时用土槐树枝不断搅拌煎至黑烟浓起时,再以明火点燃锅内物烧至火苗将尽,未尽之际时加入白酒使之继续燃烧至火尽后,将锅离火待凉取出,锅内物研成细末,将入净瓶备用,每次服2~3g,一日2次,黄酒为引服。如烧不好有腹泻作用,如腹泻继续服药,3日后腹泻自动消失,服5~7天后食欲明显增加,一般病人服药两料后治愈。

【主治】治疗骨结核(躯干部疗效快、四肢慢、末梢更慢)。

【献方人】苏亚平,男,46岁,庄浪县中医医院院长,中医内科副主任医师。

李志平经验方

解郁养心汤

【组成】酸枣仁10g,柏子仁10g,生地10g,当归10g,天冬10g,麦冬10g,党参6g,丹参6g,玄参6g,远志6g,桔梗6g,茯苓12g,朱砂(冲服)1.5g,佛手6g,合欢花6g,绿梅花6g。

【用法】水煎温服,每日1剂。

【功效】滋阴养心,解郁安神。

【主治】郁证、心悸、失眠(更年期综合征、心脏神经官能症、精神性失眠)等属于心肾阴虚,肝郁气滞证型者。临床表现为胸闷胁痛,腰膝酸软,心烦多梦,头晕耳鸣,健忘失眠,心悸易惊等,女性可伴月经失调。舌质红,苔薄黄,脉细数。

【按语】笔者本方临床治验举隅曾发表于《新中医》2008年9月第40卷第9期。更年期综合征、心脏神经官能症、精神性失眠属于中医学郁证、心悸、失眠等范畴，本方主治病机为心肾阴虚、肝郁气滞所致者。本方是在《摄生秘剖》天王补心丹基础上化裁而成。方中佛手、合欢花、绿梅花疏肝解郁；生地黄滋阴凉血，补肾养心，酸枣仁、柏子仁、远志补益心脾，安神定志；玄参滋阴润燥，使虚火伏而心神安；丹参、当归、党参、茯苓益气补血安神；天冬、麦冬甘寒滋液清虚火；桔梗载药上行，朱砂入心安神。诸药共凑滋阴养心，解郁安神之功。更年期综合征、心脏神经官能症、精神性失眠等为内科常见杂症，部分患者颇难根治，容易复发，甚为痛苦。笔者认为是证与情志因素的关系尤其密切，因此在治疗时不可单纯依赖药物。患者要通过多种渠道陶冶性情、使心胸开阔，心底坦荡，勿斤斤计较，调动主观能动性。医患结合，方可奏效。

加味柴胡疏肝汤
——治胁痛、胃脘痛、郁证

【组成】柴胡10g，枳壳10g，白芍12g，川芎10g，香附12g，陈皮10g，炙甘草6g，郁金10g，延胡索10g，川楝子10g，丝瓜络6g，佛手6g。

【用法】水煎温服，每日1剂。

【功效】疏肝理气，活络止痛。

【主治】胁痛、胃脘痛、郁证(肋间神经痛、胃炎、溃疡病、神经官能性抑郁症)等属于情志不遂、肝气郁结证型者。临床表现为胸闷胁痛，每遇生气或情绪不佳时发作或加重，伴嗳气，善太息；或胃脘胀痛、泛酸纳差；或情志抑郁，沉默寡言，健忘易怒，心烦不寐。舌质淡红，苔薄白，脉弦。腰膝酸软，心烦多梦，头晕耳鸣，健忘失眠，心悸易惊等，女性可伴月经失调。舌质红，苔薄黄，脉细数。

【按语】笔者本方临床治验举隅曾发表于《中国民间疗法》2008年第9期。肋间神经痛、胃炎、溃疡病、神经官能性抑郁症属于中医学胁痛、胃脘痛、郁证等范畴，本方主治病机为情志不遂、肝气郁结所致者。本方是在《景岳全书》柴胡疏肝散基础上化裁而成。方中柴胡疏肝解郁、调畅气机；白芍柔肝缓急，养阴；炙甘草扶正，调和药性，且芍药甘草相配，又可缓急止痛；川芎、香附行气疏肝，活血止痛。加陈皮、郁金、延胡索、川楝子、丝瓜络、佛手以增行气止痛之功。

李国达经验方

产后受风关节痛验方

【组成】当归 12g,桂枝、独活各 6g,桑寄生 18g,秦艽 10g。

【用法】水 600ml 煎至 300ml,渣再煎。

【献方人】李国达,庄浪县人民医院,内科主治医师。

杨辉经验方

止 痉 汤

【组成】白芍 40g,炙甘草 30g,白头翁 15g,当归 15g,蜈蚣 2 条。

【功效】柔肝潜阳,缓急止痛,祛风止痉。

【主治】面神经痉挛、三叉神经痛、腓肠肌痉挛、肋间神经痛、不安腿综合征、小儿习惯性抽动症、颈椎综合征等肝之阴血亏虚,筋脉挛急引起的各种肌肉痉挛,疼痛,脉弦数,舌质干红等病症。

【用法】水煎服,一日 2 次。

【按语】肌肉痉挛属祖国医学痉病范畴,其病机为筋脉失养、肝风内动所致,如病机十九条所言"诸风掉眩,皆属于肝";"诸暴强直,皆属于风"。自拟止痉汤,主治津液受损,肝之阴血不足,筋脉失濡所致诸证。方中芍药酸寒,养血敛阴,柔肝止痛;甘草甘温,健脾益气,缓急止痛。二药相伍,酸甘化阴,调和肝脾,有柔筋止痛之效,共为君臣。白头翁苦寒,清热凉血潜阳;当归补血活血,滋养肝之阴血。蜈蚣息风镇痉,通络止痛;走窜最速,内而脏腑,外而经络,凡气血凝聚之处皆能开之;其性尤善搜风,治疗肝风萌动,抽掣瘛疭。诸药相合,共凑柔肝潜阳,缓急止痛,祛风止痉之功效。

颈 椎 丸

【组成】黄芪 200g,当归 80g,川芎 40g,白芍 100g,丹参 40g,炒白术 80g,桃仁 40g,红花 40g,葛根 120g,木瓜 100g,天麻 30g,炙甘草 50g,地龙 40g,全蝎 30g,姜半夏 40g,炒杜仲 50g,金毛狗脊 80g。

【功效】补气养血,活血祛瘀,通络止痛,补肾强筋

【主治】颈椎病(气血两虚,脉络瘀阻型),表现头痛,眩晕,恶心,猝倒,项强,颈肩手臂酸痛,手足麻木,肢体无力,舌质紫暗,舌下青紫瘀斑,脉沉细

涩。

【用法】粉末,炼蜜为丸,每丸9g,一日2~3次,3个月为1个疗程,1~3个疗程可治愈。

[按语]颈椎病是临床骨科常见疾病。属祖国医学痉头痛、眩晕、血痹等病范畴,其病机为肝肾亏损,气血瘀阻,经脉失养所致。补气养血,活血祛瘀,通络止痛为其治疗之法,补益肝肾以固本。自拟颈椎丸,旨在补益气血,活血通络,补肾强筋。药用黄芪以补元气,气行则血行,为君药;当归活血补血,为臣药;川芎、丹参、红花、桃仁等活血祛瘀,使瘀祛而不伤正;白芍、炙甘草益气养血敛阴,缓急止痛;天麻、姜半夏平肝降逆化痰以治眩晕恶心;葛根滋筋脉而舒其牵引;木瓜舒筋活络、地龙、全蝎长于通行经络(如麻木甚者,全蝎可单独研末冲服,每次3g);炒杜仲、狗脊补肾强筋固本;炒白术健脾益气,补养后天。诸药合用,共奏补气养血,活血通络,缓急止痛,补肾固本之功。临床疗效满意。

【献方人】杨辉,男,生于1972年,庄浪县社区卫生服务中心中医内科主治医师。擅长内科常见病、高血压、风湿类疾病诊治。

罗观经验方

肩周炎、腰腿痛验方

【组成及用法】土鳖虫10个研末、黄酒500ml浸泡1周,每晚睡前喝10ml。

【献方人】罗观,庄浪县人民医院,内科主治医师。

赵永玲经验方

滴虫性阴道炎验方

【组成及用法】蛇床子30g,地骨皮30g。水煎,蘸洗或冲洗阴道。

【献方人】赵永玲,庄浪县人民医院,中医内科主治医师。

柳泽坤经验方

消化性溃疡验方

【组成及用法】海蛸6g,生甘草3g,三七3g。研末空腹冲服,每次3g,每日3次。

【献方人】柳泽坤。庄浪县人民医

院,中医内科主治医师。

徐集民经验方

赞育丹加减治疗子宫发育不良症

【组成】熟地、白术、当归、枸杞子、炒杜仲各15g,巴戟肉、肉苁蓉、山萸肉、炒韭子、仙茅各12g,淫羊藿、肉桂各10g,蛇床子、制附片各6g。

【用法】每日1剂,分三次,水煎温服。每月服3剂,6个月为1疗程(经期停用)。

【主治】婚后夫妇同房3年未受孕者。

【临床表现】月经量少,色淡,或月经周期正常,量适中,无血块,经后少腹隐痛,喜温喜按,白带量少,腰膝酸软,面色晦暗,小便清长,舌质淡,苔薄白,脉沉迟。

【应用】若少气懒言加人参5g;经量过少,色淡,加紫河车12g,鹿角胶(烊化)9g;情绪不畅加柴胡9g,香附、川郁金各10g;食欲不振加焦三仙各15g。

【按语】单纯性子宫发育不良症属中医不孕不育症范畴。其病机主要为脏腑、气血、冲任虚损所致。因育龄期妇女正常受孕有赖于肾气、天癸、冲任、精血充盛,《素问·上古天真论》说:"女子七岁肾气盛,……二七而天癸至,任脉通,太冲脉盛,月事以时下,故有子。"说明了肾气盛,天癸至,任通冲盛,月经按时来潮是有生育功能的先决条件。所以此病主要责之于肾,肾气不足,肾阳虚损,冲任失调,精血亏虚,胞宫失养,宫体发育不良,可致不孕。方中熟地、当归、紫河车、鹿角胶生血补血;人参、白术健脾益气;枸杞子、炒杜仲、巴戟豆、肉苁蓉、山萸肉温补肝肾,调补冲任,养阴益精;淫羊藿、蛇床子、肉桂、仙茅、炒韭子、制附片壮肾阳,温督脉;柴胡、香附、川郁金疏肝解郁;焦三仙健脾消食。全方合用,从肾治之,滋肾壮阳,脏腑调和,气血旺盛,冲任通达,促进胞宫发育,而易受孕。本方效果很好。

五桂芪参汤治疗排尿性晕厥

【组成】五味子15g,肉桂15g,黄芪45g,柴胡、升麻、熟附片、炙甘草、人参各6g,当归、白芍、熟地、白术、茯苓、陈皮各12g,远志、菖蒲各10g,生姜3片,大枣10枚。

【用法】水煎温服,每日1剂。

【病机】阳气素虚,溲则气泄。

【功效】温阳补气,升清降浊。

【临床表现】清晨,或午睡起床排

尿,或其他时间排尿时突然昏倒,不省人事,移时自醒,醒后稍经休息,则复常者。

【按语】排尿性晕厥属中医"厥证"范畴。其病机为阳气素虚之体,溲则阳气外泄,阴阳一时不相顺接,气血不能上荣于脑,脑失所养,神明不清则猝然昏厥。方中人参大补元气,宁神益智;黄芪补气升阳;当归、白芍、熟地养阴补血;白术、茯苓、陈皮健脾益气;肉桂、附片入心肾温补阳气,振奋气机;五味子滋补肾阴,纳气固精,补养骨髓,益气固脱,与桂附相配阳生阴长;石菖蒲舒心气,畅心神;远志专于强志益精;柴胡、升麻,升阳举陷;炙甘草、生姜、大枣调和营卫。诸药合用,使心气畅达,元气充沛,肾气旺盛,清升浊降,神清脑明,则不致昏厥。经我治疗尿厥证50余例效果颇佳。

三物散治疗急腹症（急性腹膜炎）

【组成】大黄、干姜、巴豆各等份。

【用法】上药先捣大黄、干姜为细末,研巴豆于内调匀,温开水送服4g,服药2小时后出现腹泻,呈黏液样便,腹部胀痛大减。后继服上药1.5g以逐余邪。

【病机】寒实内结,气滞不通,格阳于外。

【功效】攻逐寒积,通阳止痛。

【临床表现】腹部胀痛不可忍,大小便不利,面红气急,蜷缩卧位,语言清晰,口渴欲热饮,舌苔灰而润,脉沉紧。

【按语】中医治病必求于本,不能墨守成规,更不能被炎症一词所约束。本病病因病机为寒邪客于腹中,阳气不运,气血被阻致腹暴痛。阴寒内结,格阳于外而致面红;寒邪凝滞,腑气不通,则大小便不利,腹部急痛。此时非用温下不足以逐寒邪,故用本方药以救危亡于顷刻。方中巴豆辛热有毒,温阳逐寒,峻下通便以开闭塞;干姜温中,守而不走,祛里寒而顾脾阳,二药相伍,一走一守,共逐寒邪以复阳位;大黄荡涤肠胃,推陈致新,并能制巴豆辛热之性以防过伤胃液。三药合用,力猛效捷,可获殊功。

【献方人】徐集民,男,汉族,生于1957年,庄浪县水洛镇徐碾村人。大专学历,庄浪县人民医院副院长,中医内科副主任医师。政协庄浪县五届、六届、七届、八届政协委员,平凉市药学会常务理事。2008年被甘肃省卫生厅确定为第四批老中医师承教育带教老师,带教两位徒弟已出师。2010年又被甘肃省卫生厅确定为第五批老中医师承教育带教老师。

聂芳娥经验方

小儿化脓性扁桃体炎方

【组成】二花6g,连翘6g,公英6g,板蓝根6g,夏枯草6g,山慈姑6g,黄芩6g,玄参6g,僵蚕6g,丹参6g,赤芍6g,甘草6g。

【功效】清热解毒。

【主治】治疗小儿化脓性扁桃体炎。

【方解】全方以二花、连翘、公英、板蓝根、夏枯草、山慈姑、黄芩清热解毒,余药活血,软坚散结。

小儿复发性口腔溃疡方

【组成】生甘草10g,半夏6g,干姜6g,黄芩6g,黄连4g,党参6g,藿香4g,白茅根6g,山楂6g,神曲6g,麦芽6g,大枣3枚。

【功效】清热泻火,清积导滞。

【主治】治疗小儿复发性口腔溃疡。

【方解】小儿复发性口腔溃疡病初多由饮食积滞化热所致,日久失治则损伤脾胃,寒热错杂,治疗棘手,全方效甘草泻心汤之意,清上温中,寒热同调,又加山楂、神曲、麦芽、藿香、大枣诸药调理脾胃,化积导滞。

治小儿慢性咽炎方

【组成】玄参6g,麦冬6g,沙参6g,僵蚕3g,地龙3g,蝉衣3g,桔梗6g,杏仁6g,贝母6g,枳壳3g,昆布3g,甘草3g。

【功效】养阴清热化痰。

【主治】小儿慢性咽炎。

【方解】小儿慢性咽炎,多由急性咽炎失治,迁延而来,全方以增液汤养阴增液清热,余药化痰理气。

治小儿急性咽炎方

【组成】二花6g,连翘6g,板蓝根6g,玄参6g,射干6g,生地6g,牛子4g,桔梗4g,黄芩4g,荆芥4g,僵蚕4g,甘草4g。

【功效】清热解毒利咽。

【主治】小儿急性咽炎。

【方解】全方以二花、连翘、板蓝根、黄芩清热解毒,余药养阴,清热,利咽。

流行性腮腺炎方

【组成】二花6g,连翘6g,板蓝根6g,公英6g,生石膏20g,夏枯草6g,柴胡6g,黄芩6g,玄参6g,僵蚕3g,葛根6g,甘草3g。

【功效】清热解毒,软坚散结。

【主治】小儿流行性腮腺炎。

【方解】全方以二花、连翘、板蓝根、公英、生石膏,清热解毒,余药清热解毒,软坚散结。

小儿尿频、遗尿

（注：化验尿常规正常）

【组成】益智仁 6g,乌药 6g,山药 6g,黄芪 6g,柴胡 4g,茯苓 6g,桂枝 4g,白术 6g,菟丝子 4g,覆盆子 4g,五味子 4g,炙甘草 4g。

【功效】温阳益气化湿。

【主治】小儿尿频、遗尿。

【方解】全方以缩泉丸为君,温阳益气化湿,余药共奏温阳益气收涩之功。

母乳性黄疸治疗方

【组成】茵陈 5g,茯苓 5g,猪苓 5g,泽泻 5g,金钱草 5g,白术 5g,苡仁 5g,陈皮 3g,甘草 3g。

【功效】清热利湿退黄。

【主治】小婴儿母乳性黄疸。

【方解】母乳性黄疸多由肝胆湿热所致,全方以诸药共奏清热利湿退黄之功。

【献方人】聂芳娥,女,46岁,庄浪县中医医院,中医儿科副主任医师。

韩贵周经验方

三白饮——治肾著

【组成】椿根白皮 15g,白蔬金花 15g,白茅根 30g,黄柏 10g,车前子 30g,甘草 6g,小香 6,花椒 3g。凉水煎服,一日 1 剂。

【功效】清热利湿,温阳通窍。

【主治】泌尿系感染及老年性非细菌性顽固性泌尿系综合征。

【加减】湿热偏盛加重车前子、白茅根;小腹胀,小便不利加重椿根白皮、小香;感染重者加公英 30g;老年性气虚者加党参、黄芪;老年性气虚下陷者加升麻 15g、葛根 15g。

【按语】泌尿系感染属湿热壅滞下焦,下窍不利引起尿频,尿急,尿痛等一系列症状,或老年非细菌性泌尿系综合征,用椿根白皮、白蔬金花、白茅根、黄柏、车前子清热利湿;小香、花椒温阳通窍,甘草缓急止痛,叁组合而均可治上述两病,以上 8 种中药随时可找到,简便验廉。

鼻衄饮

【组成】旱莲草 30g,阿胶 30g,侧柏叶 30g,大青叶 30g,白茅根 30g。凉水煎,一日 1 剂。

【功效】凉血止血。

【主治】功能性反复鼻出血。

【加减】肺经热盛者加黄芩 30g;胃经热盛者加生石膏 30g;膀胱经热盛者加车前子 30g;肝经热盛者加龙胆草 15g;虚火上炎加知母 10g、黄柏 10g。

【按语】鼻腔出血,称鼻衄。它是血证中最常见的一种。多有火热迫血妄行所致,其中以肺热、胃热、肝火为常见。另有少数病人,可有正气亏虚,血失统摄引起。本方用旱莲草、侧柏叶、白茅根、凉血止血;大青叶清热解毒止血;阿胶补血止血。药少量重,直击病因病机,力专效宏。

补肾益精汤

【组成】熟地30g,山萸肉30g,枸杞子30g,菟丝子30g,巴戟天10g,力参15g,紫河车(冲)10g。

【用法】凉水煎服,一日1剂。

【功效】补肾益精。

【主治】肾虚精液异常,神疲乏力,头晕目眩,食少纳呆,面色无华,腰膝酸软,四肢无力,舌淡苔白,有齿痕,脉沉细。

【按语】男性不育症的原因很多,本文重点探讨精液异常引起的不育症。精液藏于肾,而肾的主要生理功能是藏精,主生长、发育及生殖,如《素问·六节脏象论》说:"肾者主蛰,封藏之本,精之处也"。精液要发挥正常的效应关键在于肾的生理功能健全。肾藏"先天之精"和"后天之精",精气是构成人体的基本物质,也是人体生长、发育、生殖及各种功能活动的物质基础,为脏腑阴阳之本,生命之源,这种精气又分为真阴真阳,对机体各个脏腑组织器官起着滋养、濡润、温煦、推动作用,当任何原因造成先后天之精气损伤,使先天不足,或后天失养,导致肾的精气亏损,均能发生不育症。

根据多年来临床研究和经验总结认为,治疗精液异常,首先要明确病因,既要中医的辨证,又要通过化验检查,找出影响精子成熟及质量的原因,以祛除原因,才能收到良好效果。通过70例精液异常的治疗发现,精液量不足,精子数量少,活动率低,精子畸形,死精子的出现,均于先天肾精不足,后天精微失养有密切关系,因先天之精不断的滋养、温煦后天之精,而后天之精不断培养补充先天之精,使肾中精气不断得到充盛,只有这样才能正常产生一种促性腺发育成熟的物质,称"天癸",男性精子包括在内,由此看来,肾虚精亏为精液异常的主因,脾虚化源不足为先决条件,要提高精子质量,就要补养先后天为治疗大法,因此笔者研制了补肾益精为基本方。

经临床实践证明,该方熟地、山萸肉、枸杞子补肾阴;菟丝子、巴戟天补肾阳;力参大补元气,补脾养血,促进气血之化源,紫河车为血肉有情之品,补阴阳、益气血,合起共奏补脾肾,滋化源,生精气。对提高精子的质量和数量,增强精子活力,减少畸形和死精子的出现率有较好疗效,对增强性功能也有一定的作用。此方本着善滋先天者,必补后天,善补后天者,必滋先天;善补阳者,必于阴中求阳;善滋阴者,必于阳中求阴之原理而设。

治疗男性不育症,应重视心理因素,在治疗中,经常注意心理疏导。治疗男方进反复检查女方,如各方面正常,在月经后第 10 天开始服 3 剂调经,养血,促进排卵的中药。并嘱之安心治疗。治疗精液异常,一般 1 个月为 1 个疗程,服药 1 个疗程验精液 1 次,以观察疗效,结合症状随时加减药物。大多需要服 3~6 个疗程,甚至更长的时间。

【献方人】韩贵周,男,汉,1953 年生,甘肃省庄浪县通化乡人,庄浪县中医医院中医副主任医师。发表医学论文 21 篇,参编书 2 本,获庄浪县科技局一等奖 1 项。1995 年获"庄浪县行业服务标兵",1999 年获庄浪县"十佳医生",1998 年主持的癫痫专科被定为平凉市重点专科,2002 年被平凉市评为重点中医学科带头人,2003 年被平凉市评为"德艺双馨工作者"。2003 年国家中医药管理局西部大开发支持项目癫痫病学科带头人,2007 年为甘肃省第四批名老中医药专家学术经验继承工作指导老师,2008 年被平凉市评为优秀政协委员,2010 年甘肃省五级中医师带徒指导老师。

董世炜经验方

骨 风 宁

【组成】忍冬藤 20g,重楼 10g,威灵仙 12g,黄芪 20g,叶下珠 10g,续断 10g,川牛黄(冲服)6g,伸筋草 20g,紫丹参 12g,红花 12g,地龙 12g,玄驹(冲服)10g,制马前 1g,细辛 10g。

【主治】强直性脊椎炎,类风湿性关节炎。

挫伤妙痛汤

【组成】小茴香 10g,台乌 10g,青陈皮各 6g,当归 10g,赤芍 12g,桃仁 10g,红花 10g,川断 10g,金毛狗脊 10g,炒杜仲 12g,三七粉 10g,甘草 6g。

【主治】软组织损伤、皮肤青紫。

【献方人】董世炜,男,1957 年生,字世拯,现为庄浪县中医医院骨伤科主治医师。2002 年被评为平凉市重点中医学科带头人,2005 年平凉医学高等专科学校聘为中医药临床讲师,2005 年甘肃省中西医结合学会风湿病分会聘为风湿病专业委员会委员。33 年临床实践,诊病疗疾洞察入微,促众多患者沉疴顿消,治学主张"治外感以祛邪为主,邪去正自复,治内伤从调气为先,气顺脏腑安",治病主张"为医之道,初不畏峻猛根,终不过灵、巧、活,关键在于准"。

其他经验方

治类风湿性关节炎方

【组成】千年健 30g,追地风 30g,木瓜 30g。

【用法】诸药为粗沫,白酒 500ml 浸泡 7 天,每次服 10ml,一日 2 次。

【献方人】李映汉。

治沙眼方

【组成及用法】胆矾 5g,冰片 2g,硼砂 5g。共为细末,每次 1g,溶于温水中洗眼。一日 2 次。

【献方人】万毓俊。

治鼻炎方

【组成】苍耳子 15g,葛根 6g,大青叶 12g,沙参 9g,川芎 12g,菖蒲 12g,白芷 9g,防风 6g,苍术 12g,黄芩 9g,苡米 6g,甘草 6g。

【用法】水煎服,3 次/日,250ml/次。

【献方人】焦双田,韩店镇卫生院。

腰椎结核外用秘方

【组方1】白芷 15g,天麻 10g,川乌 10g,草乌 10g,白芨 15g,藤黄 15g,蜈蚣 7 条,生乳香 10g,生没药 10g,生白芍 15g。以上药物研末分 7 等份,每份用前用凡士林拌匀备用。

【组方2】麝香 0.5g,用麻纸包住备用。

【用法】把组方 2 在腰椎皮肤处用陈醋贴于患处,周围用荞面棒围住,再把组方 1 取一份敷与上面,并在其上滴适量白酒,并点燃少时预热及时熄灭,然后用纱布包敷过 7 天取下再用另一份,共计 49 天为 1 疗程。

【献方人】王国俊,男,68 岁,庄浪县卧龙乡张山村人。

【来源】祖传。

小儿遗尿

【组成及用法】益智仁 10g。

【用法】醋炒研末,分三次用红酒送服。

【献方人】郝志英。

小儿久泻不止

【组成】丁香 2g、肉蔻 3g、赤石脂 10g、莲肉 10g。

【用法】水煎服,一天 1 剂,每天 2

次。

【献方人】郝志英。

咯血、吐血方

【组成及用法】百草霜 50g,每日 2 次,开水冲服。

【献方人】郝志英,男,68 岁,庄浪县卧龙乡郝家村人。

【单位】卧龙乡郝志英个体诊所。

【验方来源】临床实践。

黄疸病中阳黄热重于湿

1.茵陈蒿 30g,玉米须 30g。水煎服,一日 1 剂,一日 2 次。

2.金钱草 30~90g。水煎服,一日 1 剂,一日 2 次。

咯血和吐血

1.鲜茅根 30~60g,水煎服,一日 2 次。

2.白芨粉 3~4.5g,温开水服,一日 2 次。

3.仙鹤草 30~60g,水煎服,一日 2 次。

【献方人】魏旭东,男,40 岁,庄浪县卧龙乡后梁村人,卧龙乡后梁村卫生所。

内外痔验方

【组成】蒲公英、马勃、黄连、胆矾、儿茶、五倍子共等份。

【用法】将以上六味药共为细末,放猪苦胆中(要有胆汁),加热后热敷于肛门患处,每两日 1 次。同时服用补中益气丸、健脾丸,每日 2 次,每次各 1 丸,忌辛辣刺激食物。

【主治】内外痔、血痣,肛周脓肿。

【献方人】薛廷刚。

腰痛疼方

【组成】川牛膝 12g,五加皮 10g,当归 15g,防风 12g,续断 10g,萆薢 10g,川乌 6g,草乌 6g,杜仲 10g,苍术 6g,狗脊 12g,生姜 6g,甘草 6g,三七 10g,独活 10g。

【用法】温水煎服,每日 2 次。

【献方人】王文翠,庄浪县水洛镇崖王村。

阳痿、早泄丸

【组成】熟地 30g,山药 45g,山萸 50g,茯苓 30g,附片 30g,牡蛎 60g,龙骨 60g,故籽 30g,肉苁蓉 30g,锁阳 50g,肉桂 30g,菟丝子 45g,海狗肾 1 对,鹿茸 15g,巴戟天 36g。

【用法】共研末,炼蜜为丸,每丸 9g,每日 2 次,每次 1 丸。

【主治】阳痿、早泄。

【献方人】王文翠,庄浪县水洛镇崖

王村。

手足癣治疗方

【组成及用法】手足癣方:轻粉 5g,东丹 10g,黄蜡 15g。研细末,敷患处,每日 1 次。

【献方人】罗树平,庄浪县水洛镇崖王村。

骨质增生方

【组成】马钱子 20g,白矾 20g,乌蛇 10g。

【用法】纱布包裹,置水中加热,热敷患处,每日 1 次。

【献方人】罗树平,庄浪县水洛镇崖王村。

内外痔验方

【组成】木别子 3g,冰片 3g,猪苦胆 1 具。

【用法】将木别子加水研匀,再加冰片及猪胆汁涂痔上。

【主治】内外痔、血痔。

【献方人】何赟,庄浪县水洛镇何马村。

牵正散加味

【组成】全蝎 6g,姜虫 10g,白附子 6g,荆芥 6g,防风 9g,羌活 10g,白芷 10g,细辛 3g,归尾 10g,赤芍 10g,川芎 10 克,桃仁 10g,红花 6g,丹参 15g,地龙 10g,桂枝 6g,藿香 6g,甘草 6g。

【用法】温水煎服,每日 2 次。

【主治】面神经麻痹。

【献方人】何赟,庄浪县水洛镇何马村。

治慢性气管炎验方

【组成及用法】梨汁、萝卜汁适量,白蜂蜜 30g,文火煮膏,每服 1 勺,每日 3 次。

【献方人】孙孝敬。

治淋巴结核、淋巴结炎验方

【组成及用法】山甲 30g、皂刺 120g,研末,每晚黄酒冲服 15g。

【献方人】韩赢江。

脱肛验方

【组成及用法】椿树皮 60g、白萝卜 60g,用水 3 碗,煎成一碗,早晚各服 1 次。

【献方人】何勉清。

阑尾炎验方

【组成】红藤 50g,蒲公英 30g,厚朴 15g,大黄 10g。

【用法】将上述药用凉水煎 30 分钟,取汁 300ml,每日 2 次,连服 3~5 天。

【献方】杨振甲,南湖镇寺门第二村卫生所。

内外痔验方

【组成】蒲公英、马勃、黄连、胆矾、儿茶、王倍子共等份,将以上六味药共为细末,放猪苦胆中(要有胆汁),加热后热敷于肛门患处,每两日1次。同时服用补中益气丸、健脾丸,每日2次,每次各1丸,忌辛辣刺激食物。

【献方人】薛廷刚,庄浪县水洛镇东关村。